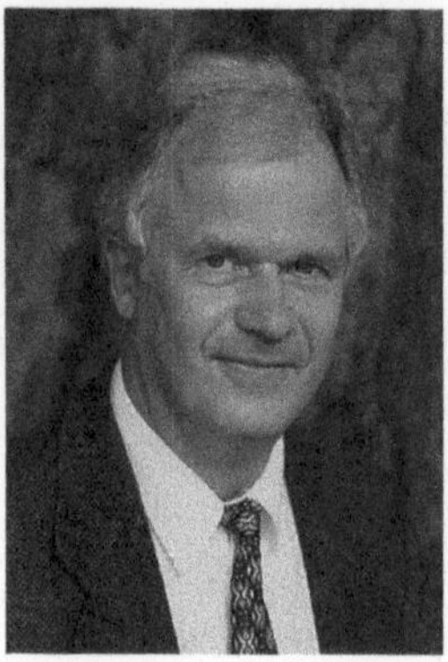

© privat

**Prof. Dr. med. Albrecht Hempel**
ist Internist und Kardiologe und war lange Jahre als Hochschullehrer an der Berliner Charité tätig. 2013 wechselte er an die Steinbeis-Hochschule zu Berlin als Leiter des Bereichs »Integrative medizinische Wissenschaften« und gründete 2003 das Zentrum für Energie- und Umweltmedizin in Sachsen, wo er als Spezialist für Herz-Kreislauf-Erkrankungen schulmedizinisches Wissen mit ganzheitlichen Methoden verbindet.
Prof. Hempel beschäftigt sich seit mehr als zehn Jahren mit der Bedeutung von Gefühlen für die Heilungsprozesse seiner Patienten.

Prof. Albrecht Hempel

# Gesundheit ist auch Gefühlssache

Prof. Albrecht Hempel

# Gesundheit ist auch Gefühlssache

Wie ich als Herzmediziner
die Heilkraft
der Emotionen entdeckte

unter Mitarbeit von
Carsten Tergast

# Inhalt

Weshalb Gefühle immer auch Botschaften sind

........................

Wieso wir unseren Gefühlen einen höheren Stellenwert einräumen sollten

........................

Warum derjenige, der lernt, auf seine Gefühle zu hören, ein besseres Leben führen wird

# Hört auf die Gefühle!

Wenn wir uns umblicken, haben wir gerade in diesem Tagen nicht unbedingt das Gefühl, als stünde alles zum Besten. Von den großen übergeordneten politischen Entwicklungen einmal abgesehen, scheint auch die persönliche Situation vieler Menschen krisenbehaftet zu sein. Wo man hinschaut: Probleme. Die Hälfte aller Ehen scheitert, emotionale Schwierigkeiten unter Jugendlichen nehmen immer weiter zu, der Rauschmittelgebrauch steigt genauso wie andere Süchte – bis hin zur Arbeitssucht. Seelische Erkrankungen, so hat es den Anschein, werden zu Volkskrankheiten, was neben den persönlichen Auswirkungen auf jeden Einzelnen auch bedenkliche volkswirtschaftliche Folgen hat. Immer mehr Menschen brauchen und suchen Hilfe. Warum aber ist das so? Können wir uns »schöne Gefühle« nicht mehr leisten? Und wenn das stimmt: Lohnt es sich dann nicht, in Überlegungen Kraft und Zeit zu investieren, wie dieser Zustand sich ändern lässt? Wären wir nicht viel zufriedener und gesünder, wenn wir unser Gefühlsleben in den Griff bekämen?

## Krankheit hat viele Ursachen

Zwei kurze Beispiele aus meiner Tätigkeit als Kardiologe sollen verdeutlichen, wie ich mit der Zeit immer stärker merkte, dass der Schlüssel zu Krankheit und Heilung – und zwar bei Weitem nicht nur zur seelischen Heilung –, in der genauen Kenntnis unserer Gefühle steckt. Die erste Schlüsselszene ereignete sich im Jahr 2000. Ich arbeitete in einem Herzzentrum und im Grunde war der

39-Jährige, mit dem ich dort zu tun hatte, ein Routinefall – auch wenn 39 eigentlich kein Alter war, in dem man normalerweise mit einem Herzinfarkt rechnet. Dieser Mann jedoch war rechtzeitig in die Klinik gekommen, sein Infarkt lag erst etwa zwei Stunden zurück, sodass wir handeln konnten.

Innerhalb von nur 90 Minuten gelang es unserem Team, ein fast völlig verschlossenes Blutgefäß mit einem Katheter, einer sogenannten Ballondilatation und dem Einbau eines Stents stabil wieder zu eröffnen. Zum Glück war es noch zu keiner dauerhaften Schädigung des Herzgewebes gekommen. Fast alles funktionierte wieder wie zuvor. Für mich als Mediziner war damals das erwünschte therapeutische Ergebnis erreicht. Aber sollte es damit wirklich schon getan sein?

Vier Tage später begegnete ich dem Mann im Park der Klinik, in seiner Hand: eine Zigarette. Wenige Tage, nachdem er dem Tod ins Auge geblickt hatte, frönte er den alten Gewohnheiten und fand sichtlich nichts Besonderes dabei. Offenbar war das Rauchen für ihn ebenso selbstverständlich wie in der Zeit vor dem Infarkt.

Ich war mehr als irritiert, denn hier passten die Dinge nicht zusammen. Ganz offensichtlich reichte es dem Patienten, dass wir an seinem Körper eine »Reparatur« vorgenommen hatten und zunächst einmal alles wieder so funktionierte wie vor dem Herzinfarkt. Ich jedoch spürte, dass mich dieser Vorgang in meinem ärztlichen Selbstverständnis zutiefst berührte. War ich nur der Meister in einer Reparaturwerkstatt? Genügte es, Funktionsfähigkeit wiederherzustellen und dann den Blick am Tellerrand abzuwenden? Oder lohnte es sich doch, weiter über diesen hinauszublicken, als das bisher der Fall gewesen war? Mehr noch: Musste ich nicht sogar darüber hinausblicken, um meinem medizinischen Anspruch auf Heilung wirklich gerecht zu werden?

Ich fühlte mein ärztliches Selbstverständnis grundsätzlich in Frage gestellt. Offenbar war es weder mir noch dem Patienten gelungen, die Weichen auf eine wirkliche Heilung zu stellen. Diese ist nämlich etwas ganz anderes, als rein symptomorientierte Reparaturarbeiten. Ich rief mir andere Beispiele aus der Vergangenheit in Erinnerung und stellte fest, dass dieser Fall gar nicht einmal so selten vorkam. Patienten wurden als gesund entlassen, weil der körperliche Schaden behoben worden war. In ihrem Gefühl für sich selbst jedoch hatte sich offenbar nichts geändert, sodass die nächste gesundheitliche »Panne« und der entsprechende neuerliche Besuch in der Reparaturwerkstatt vorprogrammiert schienen.

Der scheinbar simple Fall war für mich wie ein Startschuss. Ich weiß nicht, warum es ausgerechnet dieser eine Patient war, der ein solch einprägendes Erlebnis hervorrief, aber er geht mir bis heute nicht aus dem Kopf. Offenbar war mein Geist in diesem Moment bereit, eine neue Bewusstseinsstufe zu erklimmen. Dafür bin ich dem rauchenden Infarktpatienten im Nachhinein fast ein wenig dankbar.

## Gefühle sind ein Korrektursystem des Körpers

Wie wir von Psychotherapeuten wissen, ruft ein Herzinfarkt, bei dem ja unser zentrales Organ oder auch nur ein Teil davon abstirbt, bei dem Betroffenen ein Gefühl der Angst vor der totalen Vernichtung hervor, eine regelrechte Todesangst. Immerhin stirbt auch heute noch jeder zweite, wenn der Infarkt nicht möglichst schnell in einer Klinik behandelt wird. Alles, was jemand in solchen Stunden angesichts des möglichen Todes fühlt, müsste ihn doch dazu bewegen, sein Leben grundlegend zu verändern. So jedenfalls dachte ich damals. Doch bei diesem Mann schien dieser »Mechanismus« ganz offensichtlich nicht zu funktionieren. Hatte er den Zusammenhang zwischen seiner Katastrophe und seiner bisherigen Art zu leben gar nicht gefühlt oder zumindest nicht hinreichend stark, nicht klar genug? War es für ihn vielleicht nur eine leichte Ahnung gewesen, auf die man nicht unbedingt etwas geben musste? Und wenn das zutraf, trug dann nur er allein Verantwortung für diese Wahrnehmungsschwäche? Oder waren wir Mediziner mit in der Verantwortung? Gab es da Lücken, die auch ich bislang noch nicht gesehen hatte?

Seit diesem Schlüsselerlebnis beobachtete ich meine Patienten noch genauer und machte eine Feststellung, die meine Art, über Krankheit und Heilung nachzudenken, nachhaltig verändern sollte: Viele Patienten waren krank geworden, weil sie nicht auf ihre Gefühle gehört hatten. Müsste also nicht der entscheidende Ansatz sein, Gefühle stärker ins Leben einzugliedern, um sie als eine Art Frühwarn- und Korrektursystem des Körpers zu nutzen?

Nur kurze Zeit später begegnete mir ein Patient, der mir deutlich machte, dass es so einfach dann doch nicht war. Wir hatten die bedrohlich verstopften Herzkranzgefäße des 62-Jährigen bereits zum zweiten Mal an zwei verschiedenen Stellen mit einem Stent wieder »gängig« gemacht. Da ich, nicht zuletzt durch das Erlebnis mit besagtem rauchenden Infarktpatienten, noch neugieriger auf die Lebensumstände meiner Patienten geworden war als zuvor, interessierte ich mich auch in diesem Fall sehr dafür, was diese ernste Erkrankung beeinflusst haben könnte.

Wie erstaunt war ich, als ich zunächst feststellen musste, dass der Patient offenbar ein extrem gutes und ausgeglichenes Leben führte. Raucher war er nie gewesen, Hektik schien für ihn ein Fremdwort zu sein. Nie hatte er zu viel oder gar zu fett gegessen, und auf Wander- und Spazierwegen fand man ihn deutlich häufiger als vor dem Fernseher. Man sollte meinen, dass es ihm zumeist leicht ums Herz und dieses damit wenigen schlimmen Belastungen ausgesetzt war.

Dennoch plagte ihn diese Enge in der Brust *(Angina pectoris)*, und ich stellte mir die Frage, wie das zusammenpasste. Bei einem ausführlichen Gespräch erfuhr ich dann, dass es in seiner familiären Umgebung immer wieder zu schwierigen Situationen gekommen war. Er erzählte intensiv von verschiedenen Krankheiten bei Angehörigen, von Jobverlusten, Scheidungen, auch von einem Autounfall war die Rede, darüber hinaus noch so manch andere Laune des Zufalls. Entscheidend schien dabei die Rolle zu sein, die er übernahm: Er war immer der Helfer, musste vermitteln, überreden und überzeugen, Auswege suchen, Zeit, oft auch Geld und nicht zuletzt Trost spenden.

Was ich in diesem Gespräch sehr deutlich spürte: Das Unglück der anderen war immer häufiger auch zu seinem persönlichen Unglück, fremdes Pech zu eigenem Pech geworden. Diesen Mann schien gerade seine Fähigkeit, Gefühle zuzulassen, in die Katastrophe geführt zu haben: Er hatte sich im wahrsten Sinne des Wortes immer alles zu Herzen genommen. Viel zu sehr, wie ihm Freunde schon oft gesagt hatten, und wie wir Ärzte nun an seinen Herzkranzgefäßen sahen. Das gute und für unser soziales Zusammenleben unverzichtbare Gefühl des Mitfühlens hatte hier das erträgliche Maß überschritten und diesen Mann selbst krank werden lassen. Mitleid war zu herzergreifendem Mitleiden geworden.

## Die Suche nach der fehlenden Verbindung

Was ich gerade geschildert habe, sind nur zwei Beispiele aus meiner Tätigkeit als Kardiologe, die mich nie wieder losließen. Je länger ich nachdachte, desto mehr ähnliche Episoden fielen mir ein, und irgendwann fand ich dieses offensichtliche Missverhältnis zwischen innerem Erleben und äußerem Handeln so auffällig, dass ich mich gezielt auf die Suche nach Hintergründen und Lösungsansätzen machte.

Wonach ich suchte, war gewissermaßen der »Missing Link«, das Wissen darüber, welche Funktion und welche Folgen Emotionen wie zum Beispiel Wut, Empörung, Verachtung, aber auch

Hoffnung, Zuversicht, Freude und natürlich Liebe für die Frage nach Krankheit und Gesundheit haben. Können sie uns wirklich krank machen? Und wenn ja, müssten sie dann im umgekehrten Fall nicht auch die Heilung unterstützen können?

Gefühle, so lernte ich mit der Zeit immer besser, sind nicht das Ungefähre, das nicht richtig Fassbare, mit dem sich aus Sicht eines »richtigen« Arztes besser die Psychologen befassen sollten und die in unserer auf Verstand ausgerichteten Gesellschaft häufig keinen guten Ruf haben – weil man sich nicht auf sie verlassen kann, weil sie zu wenig konkret sind, weil jeder einfach anders fühlt. Unsere Gefühle, davon bin ich mittlerweile überzeugt und davon handelt auch dieses Buch, sind vielmehr die wichtigste Verbindung zwischen Verstand und Körper.

Wieso aber konnte dann der Verstand weder den Infarktpatienten davon abhalten, sich weiterhin Zigaretten anzustecken, noch dafür sorgen, dass der ausgesprochen gesund lebende Familienvater tatsächlich auch körperlich gesund blieb? In beiden Fällen hätte man in einem wissenschaftlichen Versuchsaufbau andere Ergebnisse erwarten müssen. Für mich kristallisierte sich in beiden Fällen immer deutlicher heraus, dass die nicht stimmigen Gefühle die gesuchte Verbindung waren. Sie erklärten letztendlich, warum die Patienten trotz medizinischen Erfolgs keine echte Gesundheit erlangen konnten.

Eine weitere wichtige Erkenntnis liefern diese beiden Beispiele gleich mit: Es spielt überhaupt keine Rolle, ob wir uns über ein negatives Gefühl wie die Todesangst unterhalten, die den Raucher nicht vom Rauchen abhält, oder über ein positives Gefühl wie das Mitempfinden des anderen Patienten, das die *Angina pectoris* trotzdem nicht verhinderte. Letzteres ist für uns allerdings sehr viel schwerer zu akzeptieren, da es uns vor die Frage stellt, ob auch Mitgefühl Grenzen haben sollte und vielleicht manchmal einfach Feierabend und Urlaub braucht.

## Von guten und schlechten Gefühlen

Die größte Schwierigkeit, wenn wir über Gefühle sprechen, besteht darin, dass wir alle genau zu wissen glauben, worüber wir reden. Doch wenn wir einmal genauer in uns hineinhorchen, merken wir schnell, wie oft wir Probleme haben, unsere eigenen Gefühle (und erst recht die der anderen) richtig zu deuten und entsprechende Handlungen aus ihnen abzuleiten. Wir halten uns zwar alle für Fachleute, wissen aber in den meisten Fällen nicht, warum genau wir unter einer unangenehmen Situation leiden. Das liegt daran, dass wir nie konkret über Gefühle sprechen, sondern immer nur sehr allgemein. Ein schöner Tag verschafft uns gute Gefühle. Das spüren wir, doch wir wissen auch nicht, was das genau für gute Gefühle sind. Es reicht uns, wenn wir eine angenehme Leichtigkeit verspüren, keinen akuten Druck und keinen Anflug schlechter Laune. Auf der anderen Seite kennen wir alle den Zustand, in dem sich genau diese schlechte Laune, dieses beginnende Unwohlsein in unser Leben schleicht und wir manchmal nicht mal genau sagen können, was der Grund für dieses Gefühl sein könnte.

> »Wir müssen aufhören, gute Gefühle zu suchen und schwierige zu meiden – beide sind wichtig.«

Gute Gefühle suchen wir, denn sie sind gleichbedeutend mit Genuss und Entspannung. Gute Gefühle, das sind Sex, gutes Essen, ein Sieg unserer Lieblingsmannschaft, ein Lob vom Vorgesetzten ... Von ihnen können wir eigentlich nicht genug bekommen. Schlechte Gefühle hingegen versuchen wir zu vermeiden oder zu übergehen, weil sie uns runterziehen, so wie die dauernde Kritik des Partners oder des Chefs, die Ohnmacht gegenüber Belastungen oder das schlechte Gewissen, jemandem Unrecht getan zu haben. Damit wollen wir möglichst nichts zu tun haben.

Wenn wir verstehen wollen, was unsere Gefühle uns zu sagen haben, sollten wir uns jedoch von der Einteilung in gute und schlechte Gefühle verabschieden. Nur dann nämlich können wir verstehen, was unsere Gefühle uns zu sagen haben. Die Vorstellung »schlechter« Gefühle führt dazu, dass wir uns nicht mit ihnen beschäftigen mögen und in Verdrängungsprozesse geraten. Die »guten« Gefühle hingegen nehmen wir ohne großes Nachdenken hin, denn das Angenehme stört ja nicht.

## Ich habe doch gar keine andere Wahl oder: Warum wir aus der Opferrolle herauskommen sollten

Wenn wir darüber genauer nachdenken, verstehen wir sehr schnell, warum es ein Vorteil ist, über Gefühle Bescheid zu wissen. Gefühle zu verstehen, bedeutet nichts weniger, als ihnen nicht mehr schutzlos ausgeliefert zu sein. Wenn ich mich beispielsweise angegriffen fühle, kann ich mit einem tieferen Verständnis der Gefühle viel besser verstehen, was gerade in mir und mit mir passiert, sodass der Angriff von außen plötzlich viel weniger negative Auswirkungen auf meinen Alltag hat.

Wer seine Gefühle nicht kennt, läuft ständig Gefahr, Opfer zu sein. Er ist offen für Beeinflussungen seiner Gefühle durch andere Menschen. Opfer zu sein ist jedoch etwas, das wir unbedingt vermeiden sollten, denn es behindert uns. Wer sich als Opfer fühlt, versucht nicht mehr, etwas zu verändern. Er wird im schlimmsten Fall dauerhaft depressiv oder anderweitig krank.

Wenn wir uns unserer Gefühle bewusst geworden sind, erlangen wir dagegen Wahlfreiheit. Wer Wahlfreiheit hat, braucht kein Opfer mehr zu sein, denn es gibt immer eine Möglichkeit, die Opferrolle zu vermeiden. Welche Befreiung ist es, wenn jemand, der sein Leben lang geklagt hat, das Leben meine es nicht gut mit ihm, plötzlich erkennt, dass er immer eine Wahl hat. Niemand sagt, dass es leicht ist, diese Wahl zu treffen. Oft ist das unglaublich schwer, weshalb wir ja auch so häufig das Gefühl haben, gar keine Wahl zu haben. Und doch führt kein Weg daran vorbei, die Wahlfreiheit als eine der grundlegenden Freiheiten unseres Daseins überhaupt zu erkennen. Denn wenn wir wählen können, bedeutet das, dass das Leben verschiedene Möglichkeiten für uns bereithält und wir bestimmte Sachverhalte aus einem anderen Blickwinkel betrachten können.

»Wir haben immer eine Wahl
und sind damit kein Opfer.«

Es ist ein Anliegen dieses Buches, Ihnen Ihre Gefühle so nahe wie möglich zu bringen. Sie werden erkennen, dass Gefühle nach bestimmten Prinzipien funktionieren und daher verstehbar sind. Damit können Sie selbst sehr viel tun, um aus einer passiven Opferrolle heraus in ein kraftvolles, gesundes und vor allem freudvolles Leben hineinzuwachsen. Diesen Umschwung zu schaffen, ist auch das eigentliche Anliegen unserer schwierigen Gefühle und der Grund dafür, warum wir sie nicht übergehen und verdrängen sollten.

## Wir leben doch nicht, um uns unglücklich zu machen

Dieses Buch bietet auch Problemlösungen. Mit der Frage: Wie komme ich wieder in die Kraft, mein Leben glücklich und sinnvoll zu gestalten, wenn sich doch alles schlecht anfühlt? Um diesen Schritt zu schaffen, müssen wir uns jedoch über unsere Gefühle im Klaren sein und müssen anerkennen, dass uns die Wiederholung von Gefühlen, die als »schlecht« empfunden werden, regelrecht krank macht. Diese Erkenntnis ist nicht ganz einfach zu erlangen, weil sie in der Schulmedizin in der Regel keine Rolle spielt und viel zu wenig in Behandlungskonzepte einbezogen wird. Die moderne Schulmedizin ist überwiegend technikgläubig und organorientiert. Das Aufkommen und die stetige Verbesserung bildgebender Verfahren in der modernen Diagnostik hat den Glauben entstehen lassen, Krankheit und Gesundheit einfach auf einem Bildschirm erkennen zu können. Dabei macht gerade das, was wir nicht sehen können, den Unterschied.

Es muss in diesem Zusammenhang die Frage gestellt werden, worum sich der Arzt zu kümmern hat. Ist er Mechaniker, der ausbessert, repariert und den Motor, also den Körper für eine bestimmte Zeitspanne wieder zum Laufen bringt, wenn er begonnen hat, zu stottern? Oder sollte er nicht eigentlich ein Philantrop sein, also ein Menschenfreund, der sich intensiv nicht nur dafür interessiert, woran seine Patienten leiden, sondern vor allem auch warum? Wenn die Medizin das besser verstünde, wäre es auch für Patienten leichter zu akzeptieren, ihren Gefühlen einen höheren Stellenwert einzuräumen. Entscheidend nämlich ist, dass wir verstehen, dass Lebenssinn sich nicht ausschließlich über den Verstand erschließen lässt.

Mir persönlich wurde die Bedeutung der Gefühle für unser Leben, für unser Wohlbefinden und unsere Gesundheit immer klarer, je länger ich intensiv über Fälle wie die beiden eingangs geschilderten nachdachte und mich mit der Tatsache auseinandersetzte, dass von unseren Gefühlen offenbar eine gewaltige Kraft ausgeht. Diese Kraft kann uns in zweierlei Richtung treiben: einerseits zu Sinnerfüllung und Glück, andererseits auch auf die schiefe Ebene von Krankheiten, bis hin zur totalen persönlichen Katastrophe. Welchen der beiden Wege wir letztlich einschlagen, hängt weitgehend davon ab, ob und inwieweit wir es lernen, Herr über unsere Gefühle zu werden. Erst wenn wir ihnen nicht mehr hilflos ausgeliefert, sondern uns ihrer bewusst geworden sind, erst wenn wir sie formen, korrigieren, sie also in gewisser Weise »erziehen« und damit auch stärken können, führen uns unsere Gefühle zu einem erfüllten und glücklichen Leben.

»Wenn wir lernen, unsere Gefühle zu verstehen, führen sie uns zu einem glücklichen Leben.«

Um mehr darüber sagen zu können, musste ich herausfinden, was Gefühle sind, woran wir sie erkennen, warum und wie sie entstehen, wann und in welchem Maße wir auf sie hören können und dürfen und wie wir sie im guten Sinne beeinflussen können. Grundlegend für diese Fähigkeit ist die Erkenntnis, dass wir es immer mit den gleichen sechs Grundgefühlen zu tun haben. Genauer gesagt: mit fünf plus einem Grundgefühl, denn eines von ihnen spielt eine so eigene Rolle, dass es eine gesonderte Betrachtung verdient. Die ersten fünf Grundgefühle sind: Trauer, Liebe, Glück, Wut und Eifersucht. Das sechste ist die Angst. Biologisch haben diese sechs Gefühle den Sinn, Leben zu entfalten – niemals es zu be- oder verhindern. Wenn wir also nicht als Zombies durchs Leben gehen wollen, sind unsere Gefühle unsere einzige Chance. Anders gesagt: Die Gesetzmäßigkeiten hinter diesen Gefühlen zu verstehen, führt zu Lebensweisheit – und kann nicht zuletzt helfen, Krankheiten zu vermeiden.

Dieses Buch ist ein Angebot zum Nachdenken. Sich auf geistige Pfade zu begeben, die Sie vermutlich nicht jeden Tag betreten, die aber meiner Überzeugung nach Ihr Leben verändern können. Ich wünsche Ihnen dabei alles Gute!

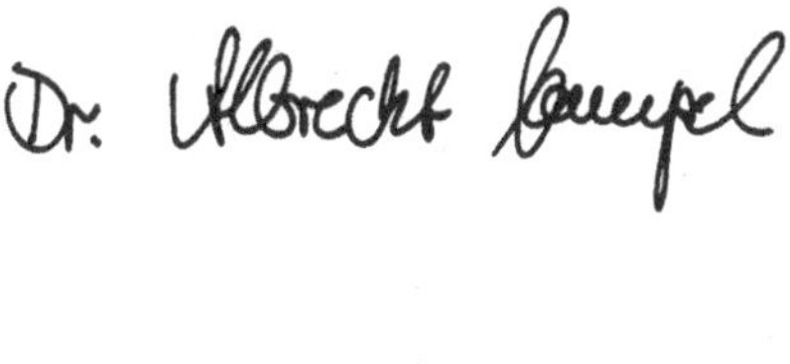

Weshalb wir statt von »positiven« und »negativen« Gefühlen lieber von angenehmen und schwierigen Gefühlen sprechen

........................

Wieso wir schwierige Gefühle nicht vermeiden sollen, sondern sogar brauchen

........................

Wie uns schwierige Gefühle sagen: So, wie es ist, sollte es nicht bleiben, wir müssen etwas ändern

# Deine Gefühle, meine Gefühle – wie wir sie wahrnehmen und bewerten

Alle unsere Gefühle, ganz gleich, ob wir sie nun mögen oder nicht, übermitteln uns immer eine bestimmte Botschaft. Ein Gefühl sagt uns, dass das, was wir gerade erleben – also eine Situation, eine Begebenheit, eine Begegnung –, für uns entweder in Ordnung ist oder eben nicht. Wir sprechen dann meist davon, dass wir positive oder negative Gefühle haben. Oder auch gute beziehungsweise schlechte Gefühle.

Diese Wortwahl vermittelt den Eindruck, dass die jeweils letzteren zu vermeiden sind. Denn wer will sich schon schlecht oder negativ fühlen. Ich werde darauf später noch näher eingehen. Trotzdem möchte ich an dieser Stelle schon einmal darauf hinweisen, dass es sinnvoll ist, allzu stark wertende Begriffe hinsichtlich unserer Gefühlswelt zu vermeiden, weil sie einfach nicht zielführend sind (Sie werden im Laufe des Buches noch erfahren, wie wichtig es ist, beide Seiten der Gefühlsmedaille zuzulassen und ihre Funktion zu verstehen). Ich spreche deswegen viel lieber von angenehmen und unangenehmen oder auch schwierigen Gefühlen. Letztere sind deshalb wichtig, weil sie richtungsweisende Gefühle sind – Gefühle, die uns, wenn wir sie nicht verdrängen, aufzeigen, dass etwas falsch läuft und wir über eine Richtungsänderung in unserem Leben nachdenken sollten. Die Wertung »negativ« oder »schlecht« trägt in meinen Augen zu stark dazu bei, diese Gefühle zu übergehen und die beschriebene Funktion außen vor zu lassen. Und genau das kann fatale Folgen haben.

## Wie sich Gefühle äußern und was sie uns sagen wollen

Angenehme Gefühle sind gute Botschaften. Weil sie uns gefallen, stören sie uns nicht. Im Gegenteil, sie sagen uns: Wie es ist, ist es in Ordnung. Du bist in Ordnung, die Menschen in deiner Umgebung sind es ebenfalls, genauso wie deine derzeitigen Lebensumstände, deine Arbeit und alles andere. Wir müssen in diesem Moment keine Kraft aufwenden, um die Dinge zu ändern. Wir können uns frei entfalten und unsere Fähigkeiten ausbauen, können eigene Erfahrungen sammeln und dürfen dabei sogar Fehler machen und aus ihnen lernen – ohne Druck. Auf dieser emotionalen Basis können wir gleichsam ein Gespür dafür entwickeln, ob die Angebote anderer Menschen wirklich uneigennützig sind und uns guttun. Wir lernen wahrzunehmen, wie sich ein gesunder Lebensfluss und innere Harmonie anfühlen.

Widrige Lebensumstände hingegen erkennen wir daran, dass sie unangenehme Gefühle in uns auslösen. Ein Tag, an dem wir nur »schwierige« Gefühle haben, erscheint uns im Nachhinein als sinnlos, als verlorener Tag. Die Arbeit geht uns in solchen Stunden viel schwerer von der Hand. Wir empfinden keine Freude mehr an ihr und letztlich schaffen wir auch wenig – manchmal sogar, so scheint es uns dann jedenfalls, gar nichts.

Welche konkreten Ursachen dafür verantwortlich sind, wissen wir oft nicht. Mitunter fällt es uns sogar schwer, überhaupt einen Grund dafür dingfest zu machen, warum wir uns gerade so mies fühlen. Vielleicht waren wir unausgeschlafen und noch erschöpft vom Vortag? Irgendwie glauben wir dann zu »wissen«, dass die anstehenden Aufgaben zu groß für uns sind und uns deshalb überfordern werden. Möglicherweise aber ist auch unser Umfeld, sind die aktuellen Bedingungen dafür gerade alles andere als günstig. Oder es mangelt »nur« an der nötigen Unterstützung. Wir spüren das, und es macht uns mehr als nur »unlustig«.

Diese Ungenauigkeit zeigt: Wir verstehen ein unangenehmes Gefühl nicht sofort. Es dauert eine gewisse Zeit, bis seine Botschaft zu uns durchdringt. Deshalb ist dieses Gefühl »gezwungen«, immer wieder aufs Neue aufzutauchen, jedes Mal länger zu bleiben und mit wachsendem Nachdruck dafür zu sorgen, dass wir uns irgendwann so unbehaglich fühlen, dass wir »endlich« reagieren. Manche Menschen spüren diese unwillkommene Handlungsaufforderung zuerst im Magen, vielleicht als ein Brennen oder als allgemeinen Druck, andere spüren eine mehr oder weniger stark schmerzende Beklemmung in der Herzgegend – mitunter als plötzliches Stechen oder ungewohnt stark spürbares Klopfen. Auch wenn wir ihre Botschaft nicht gleich erkennen, sagen uns schwierige Gefühle damit: So, wie es ist, sollte es nicht bleiben. Etwas muss anders werden.

> »Schwierige Gefühle verschwinden nicht einfach, sondern bleiben, damit wir sie verstehen.«

Die Botschaft, die ein unangenehmes Gefühl an uns richtet, bleibt zunächst einmal in uns verschlossen, auch wenn wir sie vor unseren Mitmenschen meist nur schlecht verbergen können. Doch es geht allein um uns, wir sollen verstehen: Zuallererst bist du die- oder derjenige, die/der etwas ändern muss, und vielleicht musst du dich sogar selbst ändern.

Nicht selten bringt uns das in eine Art Zwickmühle: Wir wissen, dass wir unbedingt etwas unternehmen müssen, um die schwierigen Gefühle loszuwerden. Doch gleichzeitig sind es eben genau diese Gefühle, die uns die Energie rauben, die wir für ein entschiedenes Handeln so dringend brauchen. Das Ergebnis ist häufig eine Patt-Situation: Beide Beweggründe ziehen in unterschiedliche Richtungen, während wir mittendrin genau dort verharren, wo wir schon die ganze Zeit stehen.

Wenn solch eine Pattsituation längere Zeit anhält, laufen wir Gefahr, dass alles noch schlimmer wird. Letztendlich können wir an dieser misslichen Lage sogar richtig krank werden – seelisch, aber auch körperlich.

Diese unerfreuliche Tatsache könnte uns verständlicherweise dazu verleiten, anzunehmen, unangenehme Gefühle seien »von sich aus« schlecht und schädlich. Das Gegenteil aber ist der Fall: Sie sind immer nützlich. Mehr noch: Sie sind tatsächlich unersetzlich! Und je unangenehmer sie für uns sind, desto eher sind wir bereit zu reagieren. Genau darin liegt ihre »Absicht«, ihre Funktion im biologischen Sinne. Es ist an uns, diese Aufgabe und die Botschaft zu verstehen und – möglichst ohne Verzug – auf sie zu hören. Wir dürfen uns nur nicht darüber erschrecken und davon entmutigen lassen, dass schwierige Gefühle immer einen eigenen Kampf führen und versuchen, den Sachverhalt, der sie ausgelöst hat, festzuhalten, anstatt ihn gehen zu lassen.

## Gefühle können ansteckend sein

Angenehme oder unangenehme Gefühle entstehen aber nicht nur in uns selbst als Reaktion auf äußere Umstände. Manchmal erreichen sie uns gewissermaßen schon »fertig« von außen und schieben schwere dunkle Wolken vor unseren gerade heiteren blauen Himmel und färben ihn grau.

Die schlechte Stimmung kommt in diesem Fall von anderen Personen und kann uns sogar dann »befallen«, wenn wir noch kein einziges Wort mit den anderen gesprochen haben. Oft kennen wir noch nicht einmal die Ursache, die jenes unerfreuliche Gefühl in diesen Menschen entstehen ließ. Und trotzdem haben wir auf scheinbar unerklärliche Weise von einer Sekunde auf die andere mehr oder minder intensiv daran teil.

Sie kennen das vielleicht: Sie hatten einen guten Tag, die Arbeit ist erledigt, nichts Wichtiges ist liegen geblieben, und Sie überlegen, wie Sie den Tag noch schön ausklingen lassen können. Da geht die Tür auf und Ihre Partnerin oder Ihr Partner kommt herein. Sofort spüren Sie sie: diese unangenehme Schwingung, die Ihnen spontan Ihre gute Laune nimmt und alle Pläne für den Abend mit einem Schlag zunichte macht. Die/der andere braucht Ihnen gar nicht erst zu erzählen, welchen Stress sie/er im Büro hatte oder welcher Autofahrer sie/ihn auf der Heimfahrt verärgert hat: Sie spüren diese Geschehnisse, als seien sie Ihnen selbst passiert, und sind schlagartig genauso schlecht gelaunt wie Ihr Gegenüber.

»Manchmal erreichen uns die schwierigen Gefühle schon fertig von außen.«

Wir müssen Gefühle demzufolge als Energien verstehen, als Schwingungen, die ein bestimmtes Muster haben. Diese Schwingungen führen dazu, dass wir Gefühle einer fremden Person auf die gleiche Weise erleben wie die Person, von der sie ausgehen. Wir geraten in Resonanz miteinander. Und das heißt: Die uns erreichenden Schwingungsmuster beginnen auch in uns zu schwingen. Je nachdem, wie wir selbst gerade »drauf sind«, empfinden wir die Aggressivität der Fremdgefühle als Gegensatz oder Dämpfung unserer bislang guten Stimmung. Und wenn wir ohnehin schon unter schwierigen Gefühlen leiden, zieht sie uns noch weiter herunter.

Indes: Das Gleiche gilt auch für die »Ansteckung« bei freudigen Gefühlen. Gerät ein Mensch mit schwierigen Gefühlen in eine fröhlich gestimmte Gruppe, kann deren positive Gefühlslage auf ihn überschwappen. Wohl jeder kennt Menschen mit ansteckendem Lachen, bei dem man irgendwann einfach nicht anders kann, als mitzulachen. Auch bei Kindern funktioniert das. Ein

Kind, das bockt und glaubt, sich trotzig durchsetzen zu müssen, kann man häufig dadurch wieder fröhlich machen, indem man es lange genug anlächelt. Es ist für Eltern immer wieder faszinierend zu erleben, wie sich dadurch langsam, aber sicher auch im Gesicht des Kindes das Lachen und die Fröhlichkeit durchsetzen, während sich die schlechte Stimmung in Luft auflöst.

Und wenn wir ohnehin schon gute Gefühle haben, verstärken ähnlich gelagerte gute Gefühle von anderen unsere noch zusätzlich – und wir erleben ein echtes Hoch.

## Gefühle brauchen keine Worte

Wenn wir zum Beispiel annehmen, dass Gefühle wie elektromagnetische Schwingungen sind, verstehen wir, warum wir sie spüren können, auch ohne zu sprechen. Gefühle brauchen keine Worte, sprachliche Kommunikation mag sie verstärken, sie ist aber für die Ausstrahlung und den Empfang von Gefühlen nicht zwingend notwendig. Obwohl sie sehr oft gar nicht die Lebenssituation der Empfängerperson beziehungsweise -gruppe betreffen, üben sie einen ähnlichen Einfluss auf diese aus wie auf die Menschen, in denen sie ursprünglich entstanden sind, von denen sie ausgehen und die sie, wie man gemeinhin sagt, ausstrahlen.

Das Wissen um derartige Fremdeinwirkungen kann durchaus nützlich sein und hilft mitunter, im Zweifelsfall unsere emotionale Selbstbestimmtheit zu verteidigen – was einfach bedeutet: sich bei aller Hilfsbereitschaft nicht immer gleich die Probleme des anderen zu eigen zu machen.

Auch im Rahmen einer medizinischen Behandlung können die Kenntnis und Nutzung der Mechanismen, die diesem Resonanzphänomen zugrunde liegen, für einen entsprechend arbeitenden Therapeuten äußerst hilfreich sein – speziell in einer Gruppentherapie. Darauf werde ich in einem späteren Kapitel noch genauer eingehen.

Das bisher Gesagte zeigt erst einmal: Gefühle sind Botschaften. Sie sagen uns, ob wir auf unserem Weg die bisherige Richtung und das gewählte Tempo weiter beibehalten können oder aber ob wir besser etwas ändern sollten. Und sie zeigen uns, wie dringend es ist, die notwendigen Änderungsentscheidungen zu treffen und mit der Umsetzung zu beginnen.

»Gefühle sagen uns,
ob wir auf dem richtigen Weg sind
oder mal abbiegen sollten.«

## Unser sechster Sinn

Hören, riechen, schmecken, sehen, tasten – unsere fünf Sinne kennen wir alle. Ohne sie wären wir im täglichen Leben erheblich eingeschränkt. Vor allem nicht sehen oder hören zu können, sind Handicaps, die das Leben sehr stark verändern – auch wenn es sicher einen großen Unterschied macht, ob sie von Geburt an bestehen oder erst im Laufe des Lebens durch äußere Umstände neu hinzugekommen sind.

Haben Sie sich schon einmal überlegt, was all unseren Sinnen gemeinsam ist? Nun, sie alle beziehen sich auf die Gegenwart. Wir sind mit allen Sinnen immer in der Wahrnehmung des Jetzt. Dieser Gedanke ist wichtig, weil er in Verbindung mit unserem Thema steht. Wenn wir über Gefühle nachdenken, kommen wir ihnen nämlich am nächsten, wenn wir sie als unseren sechsten Sinn verstehen. Auch wenn diese Sichtweise nicht offiziell anerkannt ist: Mit dem sechsten Sinn bezeichnen wir in der Regel die Fähigkeit, Dinge spüren zu können, die nicht offensichtlich sind und die man vor allem mit den üblichen fünf Sinnen nicht erfassen kann: Man kann sie nicht sehen, nicht hören, nicht ertasten, sie sind nicht zu riechen und nicht zu schmecken. Trotzdem »fühlen« wir, dass sie vorhanden sind. Und auch dieser sechste Sinn ist eine Wahrnehmung des Jetzt. Gefühle schlagen eine Brücke zu unserer Gegenwart, sie lassen uns unsere aktuelle Situation erleben – oft viel besser, als der Verstand es jemals könnte.

Dabei ist der sechste Sinn durchaus eine ebenso körperliche Wahrnehmung wie die der anderen Sinne. Im allgemeinen Bewusstsein ist das auch so verankert: Wir beneiden beispielsweise Menschen mit einem guten Bauchgefühl, reden also von einer ganz konkreten körperlichen Verortung von »Gefühl«. Darüber hinaus wissen wir alle, dass starke Gefühle immer auch starke körperliche Reaktionen hervorrufen. Gefühle können uns im wahrsten Sinne des Wortes umhauen, vor Glück schreien lassen, uns den Boden unter den Füßen wegziehen oder in Gefahrenmomenten eine blitzschnelle Flucht auslösen.

»Unser Körper reagiert:
Da sind diese Gefühle, die uns umhauen,
schreien oder einfach nur weglaufen lassen.«

Sogar im Schlaf haben wir in intensiven Träumen Gefühle, die uns zum Beispiel auflachen oder in Schweiß baden lassen – ohne dass wir davon aufwachen. Ja, oft wissen wir am nächsten Morgen nicht einmal, dass diese Dinge passiert sind. Wenn uns unsere Partnerin oder unser Partner erzählt, wie laut wir in der Nacht gelacht oder gestöhnt haben, können wir es nicht glauben.

Was aber bedeutet das? Nun, Gefühle brauchen für ihr Auftreten und ihre Wirksamkeit offenbar kein (Wach)Bewusstsein. Tatsächlich ist es so, dass uns etwa 90 Prozent unserer Gefühle gar nicht bewusst werden. Das ist mit der Grund, warum zum Beispiel unangenehme Gefühle noch im Schlaf so viele unserer Erholungskräfte binden, dass wir am Morgen vollkommen gerädert und erschöpft aufwachen. Es sind solche Gefühle, die Albträume entstehen lassen – und die auf Dauer den Körper angreifen und uns krank machen.

## Unsere Gefühle machen aus, wer wir sind

Es ist genau dieser sechste Sinn, der uns zu der Persönlichkeit macht, die wir sind. Je weniger Verbindung zu unseren Gefühlen wir zulassen, desto stärker nehmen wir als Menschen Schaden und desto stärker ringen wir damit, zu der Persönlichkeit zu werden, die wir gerne sein wollen. In sich ruhende Menschen sind vor allem auch mit ihren Gefühlen im Reinen. Sie genießen die guten und schönen und verstehen die Botschaft der schwierigen – die uns zeigen wollen, dass wir an einem bestimmten Punkt an uns arbeiten müssen.

Solange wir nicht auf unsere eigenen Gefühle hören und uns stattdessen von den Gefühlen anderer abhängig machen, entfernen wir uns von unserer eigenen Persönlichkeit und verhindern Veränderung am einzig geeigneten Ort – in uns selbst. Wir sind dann in der Passivität und nicht mehr Herr unserer selbst. Aus dieser Passivität können wir nur entkommen, wenn wir lernen, die Gefühle in uns zu verstehen und gut mit ihnen umzugehen – vor allem auch mit den schwierigen. So können wir unser Leben aktiv selbst in die Hand nehmen.

Genau das ist auch die Botschaft schwieriger Gefühle: Während gute Gefühle die Botschaft in sich tragen, dass alles in Ordnung ist, wie es ist und auch gerne so bleiben kann, erzeugen schwierige Gefühle genau das Unbehagen, das in uns Abwehr- und Gegenkräfte aktiviert, die auf Veränderung drängen. In diesem Sinne will dieses Buch auch zu einem – bisweilen durchaus unangenehmen – »Neustart« aufrufen. Es möchte deutlich machen, warum die mit schwierigen Gefühlen oft einhergehenden Enttäuschungen notwendigerweise zu unserem Leben dazugehören – was im Grunde schon deutlich wird, wenn wir dieses Wort in seine Bestandteile zerlegen: Ent-Täuschung. Enttäuschung ist also die Aufhebung einer Täuschung: Haben wir uns zuvor über bestimmte Tatsachen und Dinge hinweggetäuscht, so sagt uns ein schwieriges Gefühl, dass wir dringend eine Ent-Täuschung brauchen.

»Wir brauchen mehr Ent-Täuschungen in unserem Leben, denn sie machen es besser.«

Wenn wir das verstanden haben, bedeutet Enttäuschung auch keine Niederlage mehr, sondern im Gegenteil eine Verkürzung von Leid. Denn je länger wir uns täuschen lassen und dem schwierigen Gefühl in unserer Wahrnehmung keinen Raum geben, desto länger leiden wir. Die Ent-Täuschung führt dazu, dass wir aktiv an der Heilung unserer Gefühle arbeiten und gewissermaßen in uns selbst kooperativ sind. Wir lassen zu, an uns zu arbeiten. Die Verhinderung dieser Selbstarbeit führt dagegen dazu, dass es uns schlecht geht.

### Wenn unsere Gefühle uns überfluten

Oft jedoch sind Menschen aus verschiedenen Gründen nicht in der Lage, schwierige Gefühle produktiv zuzulassen, geschweige denn, mit ihnen zu arbeiten. Im Gegenteil: Durch die Unterdrückung derselben wird es von Tag zu Tag schwieriger, durchzuhalten. Es bindet ungemein viel Kraft. Bisweilen kommt es dann zu sehr starken Gefühlsausbrüchen, bei denen wir es mit einer sogenannten Überflutung an Gefühlen zu tun haben. Es ist wie ein Dammbruch. Hat der Betreffende es vorher noch geschafft, eine Mauer um seine schwierigen Gefühle zu bauen und einigermaßen zu »funktionieren«, hat nun irgendein Anlass dazu geführt, ein Loch in diese Mauer zu brechen. Das muss gar nichts Überwältigendes sein, manchmal genügt schon etwas im Grunde völlig

Unbedeutendes, um die Mauer zum Einsturz zu bringen. Der Betroffene ist in diesem Moment endgültig nicht mehr bei, sondern im wahrsten Sinne des Wortes außer sich. Er hat keine Verbindung mehr zu sich selbst und ist außerstande, sein Gehirn so zu nutzen, dass sinnvolle Entscheidungen getroffen werden.

»Keine Verbindung mehr: Bei dauerhaft schwierigen Gefühlen sind wir irgendwann außer uns.«

In so einer Situation ist man wie »abgeschaltet« und dadurch in der Lage, absolut »gedankenfreie« Dinge zu sagen. Dinge, die andere Menschen so verletzen können, dass sie sie nie wieder vergessen. In Liebesbeziehungen, aber auch bei Freundschaften ist das ein häufiger Trennungsgrund. Oft würde derjenige, der diese Dinge gesagt hat, schon kurze Zeit später alles dafür geben, es ungeschehen zu machen. Die Worte gewissermaßen zurückzuholen und zu vergessen – als hätte man eine bitterböse E-Mail geschrieben, dann aber nicht auf den Senden-Knopf gedrückt, sondern den Text wieder gelöscht. Doch ist es erst einmal passiert, gibt es kein Zurück mehr.

## Gefühle sind nicht irgendwo im Kopf, sie haben ihren Platz in unserem Körper

Das bisher Gesagte beweist noch nicht, dass Gefühle tatsächlich körperlichen Ursprungs sind. Doch halten wir zunächst mal fest, dass Gefühle zu starken körperlichen Reaktionen führen können, ohne dass unser Verstand dafür verantwortlich ist. Darauf wird man sich schnell einigen können, schließlich hat fast jeder von uns solche Reaktionen schon einmal am eigenen Leib erfahren. Wenn man genau hinschaut, kann man sogar sehen, dass

Gefühle sich nicht nur auf die Funktionen unseres Körpers auswirken, sondern sogar Einfluss auf die Körperhaltung haben – und damit letztendlich auch wieder auf die Gesundheit. Traurige Menschen lassen beispielsweise eher die Schultern hängen und bekommen auf diese Weise mit der Zeit nicht selten Beschwerden im Nacken- und Rückenbereich. Glückliche Menschen dagegen besitzen eine höhere Muskelspannung und haben in der Regel viel häufiger Lust, sich zu bewegen – was sich natürlich ebenfalls auf die Gesundheit auswirkt, diesmal jedoch im positiven Sinn.

## Wo sitzen sie denn nun, diese Gefühle?

Der ursprüngliche Empfindungsort der Gefühle ist bis heute ein weithin unbekanntes Feld. Immer noch lassen sich genaue Aussagen darüber nur begrenzt treffen. Interessant ist aber, wie unterschiedlich die Antworten sind, wenn man zunächst »normale« Menschen fragt und sich dann im Bereich der Schulmedizin umhört. Rund zwei Drittel der ersten Gruppe antworten auf die Frage, wo sie ihre Gefühle wahrnehmen, nämlich mit: im Körper. Der Rest vermag größtenteils keine rechte Antwort zu geben (»Ich weiß nicht.«), und nur sehr wenige, unter drei Prozent, glauben, dass Gefühle primär im Kopf stattfinden.

Fragt man hingegen Vertreter der traditionellen Medizin, erhält man genau das umgekehrte Ergebnis: Probleme mit Gefühlen werden hier in der Regel als »Kopfprobleme« oder auch als Probleme des Gehirns benannt, etwa im Bereich des Hirnstoffwechsels. An eine direkte körperliche Problematik denkt dagegen in dieser Berufsgruppe kaum jemand.

Dabei weiß beispielsweise die körperorientierte Psychotherapie schon heute recht genau, wie wichtig es ist, beim Bemühen um geistige Heilung auch auf die körperliche Ebene zu blicken. Unsere Körperoberfläche verfügt über die Fähigkeit, elektromagnetische Wellen auszusenden und zu empfangen. Und genau diese Fähigkeit versetzt uns wahrscheinlich auch in die Lage, die Wellen direkt am Ort ihres Eintreffens in körperliche Empfindungen umzuwandeln. Es ist ein bisschen wie bei einem Handytelefonat, wo das gesprochene Wort in elektromagnetische Schwingungen umgewandelt, versendet und auf der anderen Seite vom Empfänger wiederum zurückverwandelt wird.

»Das Sonnengeflecht (Solarplexus) könnte die Empfangsstation fürs Bauchgefühl sein.«

Um auf diese Weise Gefühle anderer Menschen zu empfangen, haben wir beispielsweise allein im Bauchraum, im sogenannten Solarplexus, eine ungeheure Anzahl von Nervenzellen. Ihre Menge übersteigt quantitativ die Zahl der Zellen in unserem zentralen Nervensystem deutlich.

Wenn wir davon ausgehen können, dass es beim Menschen, wie bei allen Lebewesen, keine sinnlosen Strukturen gibt, liegt es nahe, dieses Nervengeflecht als Empfangsstation für Gefühle in Betracht zu ziehen. Auch wenn ihre Funktion noch nicht abschließend bewiesen ist, sprechen doch zahlreiche Befunde dafür. Das heißt: Beim Menschen, höchstwahrscheinlich ebenfalls bei Tieren, dienen Nervengeflechte auch dazu, Gefühle aus der Umgebung zu empfangen. Neben dem Solarplexus gibt es noch weitere Nervengeflechte, so zum Beispiel vor dem Herzen, in der Halsregion und in der Umgebung der inneren Organe.

Wenn wir Gefühle als sechsten Sinn interpretieren, gilt für sie, dass sie die gleiche Arbeit verrichten, wie es die anderen fünf Sinne in Zusammenarbeit mit unserem Nervensystem auch machen. So werden etwa chemische Reize durch die Geschmacks- und Riechnerven in jeweils charakteristische Impulse umgewandelt, und wir schmecken oder riechen etwas. Genauso führen Schallwellen oder Impulse durch das Spektrum sichtbaren Lichts dazu, dass wir etwas hören oder sehen. Bei unserem Tastsinn ist es die Berührung durch die Hautoberfläche und im Anschluss daran die Reizung spezieller Rezeptoren in den darunterliegenden Schichten – für Vibration, Kälte, Wärme, An- und Entspannung von Muskeln sowie die Stellung der Gliedmaßen im Raum.

All dies wird über spezifische nervliche Erregungsmuster vermittelt. Der Tastsinn kommt den vermuteten Nervenstrukturen für Gefühlsempfindungen dabei am nächsten, und beide Sinne sind über verschiedene Stellen im Körper verteilt.

Es gibt verschiedene Hinweise dafür, dass Gefühle jeweils eigene Grundmuster aufweisen und daher bevorzugt in bestimmten Körperregionen wahrgenommen werden. An der Körperoberfläche lässt sich somit bereits eine bestimmte Gefühlsqualität, eine Art »Grundgefühl« feststellen, die dann mit der jeweiligen Gefühlsstärke in Beziehung gesetzt werden kann und damit die Dringlichkeit der Empfindung bestimmt.

Man kann sogar nachweisen, dass sich Gefühle – egal ob sie von außen oder von innen kommen – durch geerdete Metallplatten »abwehren« lassen. Was das Experiment noch interessanter macht, ist die Tatsache, dass zu seiner Wirksamkeit nur die Körper voneinander abgeschirmt werden müssen, die Köpfe hingegen unbedeckt bleiben können. Das spricht dafür, dass unser Körper Gefühlssignale direkt ausstrahlt und empfängt, während der Kopf im Grunde unbeteiligt ist. Und das ist noch nicht alles: Es fällt nicht nur auf, dass bestimmte Körperregionen bestimmte Gefühle empfangen können, sondern auch, dass sich diese Empfangsregionen in der Nähe bestimmter innerer Organe befinden. Durch die anatomische Nähe können diese im Bedarfsfall gewissermaßen auf dem »kurzen Dienstweg« angesteuert und aktiviert werden. Ganz konkret könnte also bei »Wut im Bauch« der Solarplexus diesen »kleinen Dienstweg« nutzen, um die Nebennieren anzuregen, mehr Adrenalin freizusetzen und dadurch den Blutdruck in die Höhe zu treiben. Für unsere Urzeitahnen waren körperliche Reaktionen wie diese wichtig, um den Organismus auf einen möglichen Kampf vorzubereiten. Heute laufen sie oft ins Leere und führen deshalb auf Dauer zu einem gefühlten innerlichen Ungleichgewicht.

## Glück trifft den vorbereiteten Geist

Man muss sich das mal deutlich vor Augen führen: Wir sprechen hier über die Fähigkeit des Körpers, Gefühle direkt, also ohne Beteiligung des Gehirns, zu empfangen und zu verarbeiten. Eine Fähigkeit, die heute vielen Menschen noch weitgehend unbekannt, in der Forschung aber durchaus schon Thema ist. Sowohl für unser ganz »normales« Leben als auch für die therapeutische Nutzung ergeben sich daraus viele neue Möglichkeiten, unser Gefühlsleben besser zu verstehen – und viel gezielter zu heilen als bisher, wenn es aus dem Gleichgewicht geraten ist.

Wenn wir unsere Gefühle besser verstehen, kommen wir immer mehr zu uns selbst. Es entsteht eine neue Klarheit, die uns in allen Situationen gelassener und gleichzeitig erfolgreicher machen kann. Denn wenn wir unsere Gefühle einschätzen und nutzen können, werden unsere Handlungen eindeutiger und gezielter. Nicht zuletzt bedeutet Gefühle zu verstehen auch, die verletzten Gefühle anderer besser wahrzunehmen. Das hilft, in schwierigen Situationen nicht noch den Finger in die Wunde zu legen, sondern sich neutral zu verhalten oder – im besten Fall – an der Heilung mitzuwirken.

Warum sich alles auf fünf Grundgefühle reduzieren lässt – und welches ganz besondere dann doch noch hinzukommt

..........................

Wie diese Gefühle als Mischkasten unserer Gefühle wirken und für alle Schattierungen und Abstufungen ausreichen

..........................

Welche Eigenschaften die Fünf-plus-eins-Gefühle haben

# Fünf plus eins – von welchen Gefühlen reden wir hier überhaupt?

Das Problem, wenn wir über Gefühle sprechen, ist das Unbestimmte, das Ungefähre, das wenig bis gar nicht Fassbare, das diesem Sprechen innewohnt. Wenn wir ein gutes oder schlechtes Gefühl haben, dann ist da zwar »irgendetwas«, wir können es aber nicht richtig beschreiben und orten. Es ist daher kein Wunder, dass es unüberschaubar viele Ansätze und Bemühungen gibt, Gefühle zu klassifizieren und einzuteilen, darunter durchaus sehr tiefgreifende. In der Regel sind diese Ansätze jedoch etwas für Spezialisten. Ärzte, Philosophen und Fachleute anderer Gebiete mögen dort ein Betätigungsfeld für ihren wachen Geist und Anregungen für ihre tägliche Arbeit finden. Für eine praktisch nutzbare Beschreibung der Gefühle, wie ich sie hier anstrebe, taugen diese Arbeiten jedoch meist nicht. Allerdings erkennen wir daran, wie intensiv die Welt der Gefühle die Menschheit immer schon fasziniert hat. Antike Philosophen interessierten sich genauso dafür wie Anthropologen, Sprachforscher, Mediziner (vor allem die Psychosomatiker), Psychologen, Psychotherapeuten und Bewusstseinsforscher – um nur stellvertretend einige Gruppen zu nennen. Dabei wurde oft auch die Frage nach den Grundgefühlen gestellt. So kann man beispielsweise schon bei Aristoteles nachlesen, dass zwischen Begierde, Zorn, Furcht, Neid, Freude, Freundschaft, Hass, Sehnsucht, Eifer und Mitleid unterschieden werden sollte.

Indes: Nirgendwo existiert bisher eine allgemein gültige Festlegung, welche Gefühle als Grundgefühle gelten können. Und noch viel weniger gibt es eine Übereinstimmung unter den Fachleuten, solche Grundgefühle für allgemein verbindlich zu erklären. So ist es nicht verwunderlich, dass wir uns, wenn wir über Gefühle sprechen, weiterhin wie Hochseilartisten fühlen, die sich vorsichtig Schritt für Schritt vorantasten und beständig auf einen Absturz vorbereitet sein müssen.

Um das zu ändern, ist es sinnvoll, sich an einem System zu orientieren, welches das, worüber wir uns verständigen wollen, für alle einfacher fassbar macht. Dieses System muss nicht einmal neu erfunden werden, es gibt bereits eine wunderbare Grundlage, auf der sich alle weiteren Ausführungen aufbauen lassen: Sie stammt von der Belgierin Anouk Claes, ist vergleichsweise einfach und lässt sich gut reproduzieren. Gemeinsam mit dem Schweizer Psychiater und Klinikarzt Jakob Bösch führte Claes ihr Modell bereits erfolgreich in die Psychotherapie ein.

## Neue Wege der Heilung

Claes' Modell geht von der Grundvoraussetzung aus, dass jeder Mensch Gefühle in fast gleicher körperlicher Weise wahrnehmen kann. Daher ist es für jeden Menschen, der bereit ist, sich mit seinen Gefühlen auseinanderzusetzen, anwendbar. Therapeuten haben mit diesem Modell ein faszinierendes Instrument an der Hand, mit dem sie ihre Patienten sehr gut unterstützen können.

Bevor ich das Claes'sche Modell näher beschreibe, ein paar Aspekte, warum es zum einen für die moderne medizinische Anwendung, zum anderen aber auch für einen grundsätzlich neuen Blick auf unsere Gefühle so interessant ist: Das Modell zeigt erstmals, dass Gefühle und ihre Wahrnehmung offensichtlich bestimmten Körperregionen zugeordnet werden können. Darüber hinaus ist es mittlerweile möglich, die Erkenntnis von

Claes, dass Gefühle unmittelbar die Energieflüsse im Menschen beeinflussen, durch neue Messmöglichkeiten objektiv zu belegen. Dabei geht es vor allem um die Auswirkungen auf das vegetative Nervensystem, also jenen Teil des Nervensystems, der sich nicht bewusst steuern lässt.

Warum das so wichtig ist? Auf diese Weise lassen sich erstmals vergleichsweise objektiv Zusammenhänge zwischen Erkrankungen und Gefühlen darstellen, und man kann zeigen, was bisher höchstens als allgemeine Annahme durch die Köpfe geisterte:

- Angenehme Gefühle verbessern, wie es das Jahrtausende alte chinesische Medizinverständnis schon immer beschrieb, den Energiefluss und steigern damit – auch für traditionelle mitteleuropäische Mediziner feststellbar – das Gesamtbefinden. Damit haben sie zugleich einen äußerst positiven Einfluss auf unsere Gesundheit.
- Unangenehme oder schwierige Gefühle verschlechtern hingegen den Energiefluss und damit das Gesamtbefinden, was zwangsläufig dazu führt, dass wir irgendwann krank werden.

Das mag im ersten Moment banal klingen. Was diese Erkenntnisse aber tatsächlich bedeuten, wird klar, wenn man die medizinischen Möglichkeiten sieht, die sich aus ihnen ergeben: Eine stärkere Einbeziehung der Gefühlsarbeit in die medizinische Therapie könnte das Angebot an Behandlungsmöglichkeiten deutlich erweitern. Das heißt keinesfalls, dass zum Beispiel medikamentöse Therapien beziehungsweise Therapiebegleitungen in Zukunft überflüssig werden. Nach wie vor wird der Einsatz von Medikamenten in vielen Bereichen notwendig und sinnvoll sein. Das Verhältnis zwischen medikamentösen und nicht medikamentösen Therapieansätzen könnte sich jedoch neu ausbalancieren. Medikamente können dann helfen, Krisensituationen zu »überleben« und wieder handlungsfähig zu werden – um dann auf der Gefühlsebene am eigentlichen Problem zu arbeiten.

Aus der Theorie von Anouk Claes leiten sich Möglichkeiten ab, chronische körperliche Krankheiten auch als einen Mangel, einen Überfluss oder einen Stau an Energie infolge emotionaler Störungen darzustellen und zu verstehen. Über eine gezielte Arbeit mit Gefühlen kann daher versucht werden, diese Krankheiten unmittelbar, ursächlich und nebenwirkungsarm zu behandeln.

Ein neues besseres Verständnis unserer Gefühle hat aber nicht nur für die Medizin unbestreitbare Vorteile, sondern für jeden einzelnen von uns. Denn mit dem Claes'schen Modell können Menschen lernen, ihre Gefühle sehr viel bewusster und körperlicher wahrzunehmen – und zwar auf eine Art und Weise, dass es für ihren Verstand nachvollziehbar und wiederholbar ist. Man weiß dann genau, welches Gefühl welche Körperregion betrifft, was es auslöst und warum. Letztendlich können wir dadurch zuvor unbewusste Gefühlsentscheidungen viel besser verstehen, den Umgang mit unseren Gefühlen auf eine bewusste Art neu erlernen und so zu einer Neujustierung von Gefühlen gegenüber Sachverhalten gelangen.

»Wut zu haben, ist unvermeidlich –
daran zu leiden ist eine Entscheidung.«

Ich möchte das kurz am Gefühl der Wut erklären. Wenn wir uns mit solchen scheinbar schlechten Gefühlen beschäftigen, geht es nicht darum, sie künftig zu vermeiden. Das funktioniert nicht. Niemand ist niemals wütend. Wir alle erleben in unserem Alltag Situationen, die Wut auslösen. Entscheidend ist dabei, wie wir auf dieses Gefühl reagieren und ob wir überhaupt in der Lage sind, angemessen darauf zu reagieren.

Angemessen bedeutet in diesem Falle: produktiv. Auch schwierige Gefühle wie Wut erfüllen eine Funktion. Sie sind dazu da, uns auf bestimmte Umstände aufmerksam zu machen, die es zu ändern oder zumindest anders zu betrachten gilt. Worum es geht, ist letztlich eine Wandlung: Wenn wir ein schwieriges Gefühl wie Wut verstehen lernen, können wir es ins Positive drehen und somit für unser Fortkommen nutzen. Wir können an diesem Gefühl wachsen und fühlen uns hinterher wohler. Das ist das Versprechen eines besseren Gefühlsverständnisses.

Um zu verstehen, warum das wichtig ist, müssen Sie sich nur eine einfache Frage zu stellen: Passiert irgendetwas, wenn ich einfach nur wütend bin? Ändert sich irgendetwas zum Positiven?

Die Antwort ist einfach. Nein! Niemals! Einfach nur wütend zu sein, ist bestenfalls verschwendete Lebenszeit und Energie, im schlimmeren Fall führt es auf Dauer zu körperlichen Beschwerden, für die dann wieder ein Schulmediziner Ursachen sucht. Er wird Ihnen aber kaum wirksame Gegenmittel verschreiben.

Ein unbearbeitetes Gefühl der Wut beschneidet also letztlich und völlig unnötig das Leben in seinen Möglichkeiten. Wenn dieser Effekt länger auftritt, die Wut also zu keiner befriedigenden Änderung führt – wie könnte sie auch –, werden Sie zunehmend erschöpft, traurig und sprachlos – und sind damit auf dem besten Wege in eine handfeste Krise. Wenn Sie das Gefühl der Wut hingegen dort verstehen lernen, wo es in Ihrem Körper auftritt, können Sie damit arbeiten und aus der Wut gestärkt hervorgehen.

Doch kommen wir nun zu den Fünf-plus-eins-Grundgefühlen und schauen uns an, was sie mit uns machen – und vor allem, an welcher Stelle im Körper sie das tun.

## Gefühle verstehen lernen

Das Modell der Fünf-plus-eins-Grundgefühle, das ich hier darlege, ist wesentlich durch die bahnbrechende Arbeit von Anouk Claes inspiriert, meine weiterführenden Gedanken dazu wären ohne ihre Forschung und Ideen undenkbar. Es gibt durchaus andere, zum Teil sehr differenzierte Einteilungen von Gefühlen, die sich jedoch für die praktische Anwendbarkeit in der Regel als nicht gangbar erwiesen haben. Mit den Fünf-plus-eins-Grund- oder auch Hauptgefühlen hingegen lässt sich wunderbar arbeiten und tief in die Geheimnisse unserer Gefühlswelt einsteigen.

»Gefühle sind wie eine Lichtorgel. Oder die Farbpatronen im Drucker.«

Mein Vorschlag ist: Stellen Sie sich diese Grundgefühle wie eine Lichtorgel in einer Diskothek vor. Je nach aktueller Gefühlslage, leuchten die einzelnen Farben der Orgel in verschiedenen Kombinationen und erzeugen ganz unterschiedliche Lichtspiele. Dazu gehört, dass selten nur eine einzelne Farbe aufleuchten wird, so wie auch im echten Leben fast nie ein einzelnes Gefühl alle anderen überstrahlt.

Eine anderer Vergleich sind die Farbpatronen in einem Drucker. Es sind nur einige wenige Grundfarben, doch reichen sie aus, um letztlich die ganze Farbpalette aufs Papier zu bringen. Genauso reichen auch unsere Fünf-plus-eins-Grundgefühle aus, um alle denkbaren Gefühlssituationen zu erzeugen.

Vorab eine Beschreibung aus meiner eigenen Praxis, die zeigt, dass man an der körperlichen Erfahrung von Gefühlen arbeiten und diese verbessern kann. Die beschriebene Situation mag für den einen oder anderen Leser zunächst merkwürdig oder schwer vorstellbar klingen. Sie ist jedoch vielfach bewährt und erprobt, und zeigt mir immer wieder auf eindrucksvolle Art und Weise, wie stark Körperlichkeit und Gefühl zusammenhängen.

Die Situation ist folgende: Man bildet eine Gruppe mit mindestens sechs Personen. Eine oder einer aus dieser Gruppe setzt sich den restlichen Personen gegenüber. Zunächst sind alle Gruppenmitglieder entspannt, für die einzeln sitzende Person soll das auch im Folgenden so bleiben. Die anderen dagegen werden nach einer Weile aufgefordert, so intensiv wie möglich an irgendetwas zu denken, das sie mit dem Gefühl der Wut verbinden. Sie sollen sich also eine Situation vorstellen, in der sie Wut fühlen – und zwar mindestens drei Minuten lang. Worum es genau geht, spielt keine Rolle. Nur darf das Ereignis die einzelnen Teilnehmer nicht persönlich betreffen, sonst funktioniert das Ganze nicht.

Der Effekt auf das passive Gruppenmitglied ist in der Regel enorm. Obwohl es nicht weiß, woran die anderen konkret denken, kann es das Gefühl der Wut wahrnehmen – oft sogar sehr intensiv. Wenn die anderen Mitglieder nach den drei Minuten das Wut-Fühlen wieder beenden und in den Entspannungszustand zurückkehren, dauert es beim Passiven etwa eine halbe Minute länger, bis auch bei ihm das Gefühl komplett abgebaut ist.

Diesen Vorgang wiederholt man so oft, bis jedes Gruppenmitglied einmal in der passiven Rolle war und erfahren konnte, wie es sich anfühlt, ein Gefühl zu empfangen, ohne es aktiv selbst zu fühlen. Ebenso wichtig wie diese Erfahrung selbst ist dabei die Wahrnehmung des Unterschieds zwischen aktivem und passivem Spüren des Gefühls.

Nach jeder einzelnen Gefühlsrunde wird über das Erspürte gesprochen. Jeder Teilnehmer schildert, was er gerade erlebt hat. Durch die zum Teil recht unterschiedlichen Wahrnehmungen verstärkt sich für alle die eben gemachte Erfahrung. Die Runden werden zu einem echten Erlebnis, an das sich jeder zu jeder Zeit erinnern kann, wenn er das möchte oder glaubt, es zu brauchen. So haben die Gruppenteilnehmer gewissermaßen eine Korrekturgröße und können in zukünftigen wichtigen emotionalen Situationen das Erlebte mit dem vergleichen, was sie in der Gruppenarbeit erfahren und gelernt haben.

Ab und zu kommt es bei diesen Gruppensitzungen auch vor, dass ein Teilnehmer gar nichts oder nur wenig spüren kann. Das ist zwar nur selten der Fall, sollte in der Regel aber Anlass für eine individuelle Einzelarbeit sein. Denn die betreffenden Gefühle sind nicht wirklich weg, sondern werden – unbewusst – nur verdrängt. Die Verdrängung wirkt hier als Schutzmechanismus, der für die betroffene Person sehr energieaufwendig ist, was wiederum dazu führt, dass diese Energien an anderer Stelle fehlen – und im schlimmsten Fall zur verborgenen Ursache chronischer Krankheiten werden. Es lohnt sich also immer, die Ursachen einer Gefühllosigkeit zu suchen und davon betroffene Menschen zu ermutigen, Lösungen anzustreben. Schließlich gibt es niemanden, der von der Energielosigkeit profitiert, aber viele, die erhebliche Nachteile dadurch erleiden.

Die Gruppenarbeit mit Gefühlen führt bei vielen Teilnehmern dazu, dass sie nach einigen Sitzungen auch eher schwache Intensitäten bestimmter Gefühle mit erstaunlicher Sicherheit wahrnehmen und zuordnen können. Es entwickelt sich also mit der Zeit eine immer größere Feinfühligkeit. Was für ein Vorteil das im täglichen Leben ist! Menschen, die über solcherlei Feingefühl verfügen, können sich oft ganz entspannt auf ihr Bauchgefühl verlassen und so viele Fehlentscheidungen und deren negative Folgen vermeiden, ohne lange darüber nachzudenken.

»An der Wahrnehmung von Gefühlen zu arbeiten führt dazu, sie intensiver wahrzunehmen, und mit der Zeit immer ›feinfühliger‹ zu werden.«

Mit etwas Übung lassen sich Veränderungen von Gefühlen gut erspüren, man kann sie also vor und nach der Veränderung miteinander vergleichen und kommt besser ins Handeln. Gleichzeitiges Fühlen und Handeln führen zu einer Aktivierung der entsprechenden Gebiete in beiden Gehirnhälften, was wiederum ermöglicht, sinnvoller zu handeln und sich einzelne Situationen genauer merken zu können.

## Grundgefühl 1: Wut und Lebenskraft – zwei Seiten der gleichen Medaille

Erinnern Sie sich an Ihre Kindheit? Durften Sie frei und wild sein und ihre Kräfte testen? Oder gab es schnell enge Begrenzungen, Verbote und Angst auf Seiten der Eltern?

Vieleicht überlegen Sie jetzt, was das mit Wut zu tun haben soll. Aber diese Fragen sind keineswegs nebensächlich, sondern rühren an den Grundfesten des Gefühls der Wut – das sich, so viel sei hier schon vorweg gesagt, im guten Gefühl der Lebenskraft spiegelt.

### Wenn Lebenskraft sich nicht entfalten kann

Die Lebenskraft entwickelt sich im dritten und dann vor allem zwischen dem achten und zwölften Lebensjahr, also in jener Phase des Heranwachsens, in die auch die Entwicklung der eigenen Individualität fällt. Kinder sprühen in dieser Zeit häufig nur so vor machtvoller Lebenskraft und testen diese beständig aus – naturgemäß oft nicht gerade zur Freude der Eltern, Lehrer oder anderer Erwachsener aus dem näheren Umfeld. Daher kommt es immer wieder zu Verboten und erheblichen Einschränkungen, die die Umsetzung der »urigen« Lebenskraft weitgehend verhindern. Doch auch, wenn es ständig heißt »Dieses darfst du nicht, jenes auch nicht«, sprudelt die Lebenskraft in den Kindern weiter. Sie ist einfach da, ohne dass sie Einfluss darauf haben. Zu viele Verbote und Einschränkungen sperren die Lebenskraft allerdings ein, und mit der Zeit entsteht der Effekt des Schnellkochtopfs: Der Druck steigt und steigt, bis sich irgendwann das Überdruckventil meldet und zu pfeifen beginnt. Natürlich passiert das nicht, wenn es gerade allen recht ist und alle sich entspannt darum kümmern können. Es geschieht einfach immer dann, wenn der Druck es erfordert. Im schlimmsten Fall explodiert der Topf sogar – und wir explodieren im übertragenen Sinne mit ihm.

Im Schnellkochtopf der Gefühle wandelt sich also Lebenskraft zur Wut. Körperlich spüren wir diese Wut im Oberbauch – oder anders gesagt: Wenn Menschen Druck im Oberbauch verspüren, sind sie in der Regel wütend. Der Druck wird quasi durch das Pfeifen des Überdruckventils verursacht. Andere körperliche Ursachen stehen dem gegenüber deutlich zurück.

> »Manchmal wird aus Lebenskraft Wut.
> Und manchmal explodiert diese Wut.«

Wenn der Dampf entweicht oder der Topf gar explodiert, wirkt sich das häufig zerstörerisch aus – sowohl auf denjenigen, der wütend ist, als auch auf diejenigen, die die Wut zu spüren bekommen. Das macht manchen Menschen so viel Angst, dass sie versuchen, sich von der Lebenskraft, dem gesunden Ausgangspunkt der späteren Wut, abzuschneiden. Dadurch lassen sich Wutausbrüche zwar tatsächlich wirkungsvoll vermeiden. Diese Menschen rauben sich aber gleichzeitig selbst die dringend benötigte Lebenskraft und werden damit kraftlos. Aus diesem Grund ist es wichtig, auch ein schwieriges Gefühl wie die Wut zuzulassen. Die Aufgabe besteht darin, sie so zu wenden, dass letztlich wieder Lebenskraft aus ihr entsteht. Wenn wir also die Münze des Lebens werfen und die Seite mit der Wut oben liegt, müssen wir versuchen, sie umzudrehen. Um die Lebenskraft zu sehen und zu nutzen. Ein paar Anregungen, wie das gelingen kann, finden Sie ab Seite 189.

## Das »Innere Kind«

In der therapeutischen Praxis wird bei Erwachsenen mit dem »Inneren Kind« gearbeitet und so diejenige Lebensphase angesprochen, in welcher der Gebrauch der Lebenskraft am stärksten beschädigt wurde. Auf diese Weise ist es möglich, auch längst dem

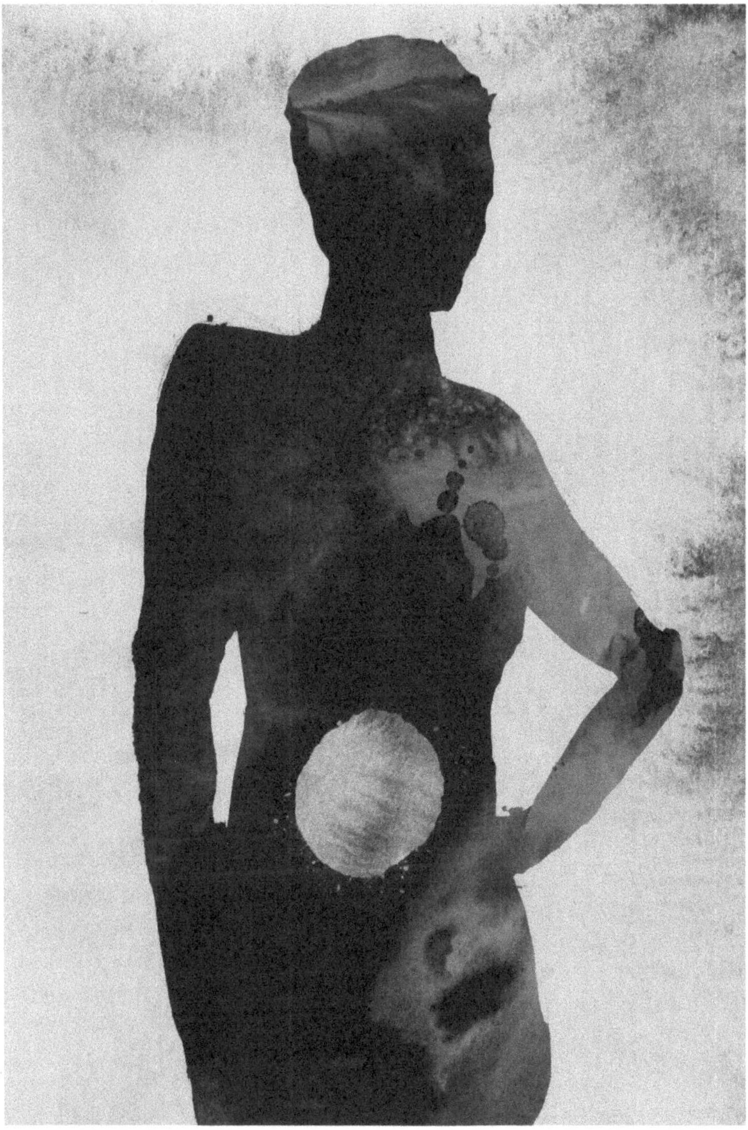

*Wenn wir wütend sind, spüren wir das auch körperlich: Im Oberbauch macht sich ein mehr oder weniger starker Druck bemerkbar.*

Kindesalter entwachsener Menschen einen Weg aufzuzeigen, wie sie mit den durch die Wutausbrüche verursachten Problemen umgehen können, und damit selbstbestimmter und auch für ihr Umfeld verträglicher werden.

Auch Kinder müssen lernen, wütend zu sein. Ihre Wutausbrüche sind natürlich weder für die Eltern noch für das Kind selbst ein schönes Erlebnis. Spiegeln die Erwachsenen dem Kind jedoch, dass seine Wut unerwünscht ist, lernt es den Umgang mit diesem Gefühl nicht und läuft Gefahr, mit der Zeit daraus ein aggressives Verhalten zu entwickeln. Statt mit ihm zu schimpfen, es zu bestrafen oder selbst wütend zu reagieren, sollten Eltern einem wütenden Kind also lieber sagen, dass sie es trotzdem lieben, und mit ihm gemeinsam nach anderen Möglichkeiten suchen, seine Lebenskraft sinnvoll einzusetzen.

## Die Kraft der Wut positiv nutzen

Das Bestreben vieler Menschen, ihre Wut »loszuwerden«, entsteht aus der Vermutung, Wut sei ein »nutzloses« Gefühl, das nur blockiert. Solche Gedanken zielen in die falsche Richtung. Besser wäre es, Wut als einen Teil von uns schätzen zu lernen und ihre Doppelfunktion als Lebenskraft stärker in den Vordergrund zu rücken. Wut, genauso wie die Angst, über die ich auch noch sprechen werde (siehe Seite 65 ff.), hat in der Menschheitsgeschichte für das Überleben immer eine wichtige Rolle gespielt. Wir sollten sie also auch heute nicht gering schätzen, sondern ihre guten Seiten für uns nutzen und Kraft aus ihr schöpfen.

## Auf einen Blick

- Wut und Lebenskraft sind zwei Seiten derselben Medaille
- Wut entsteht aus »eingesperrter« Lebenskraft
- Wut lässt sich im Oberbauch spüren
- Wut dauerhaft zu vermeiden macht kraftlos

## Grundgefühl 2: Trauer und Mitgefühl – eins geht nicht ohne das andere

Änlich wie bei der Wut und der Lebenskraft zeigt sich auch das zweite Grundgefühl auf zwei Weisen, die im ersten Moment wohl von jedem in eine positive und eine negative unterschieden werden, tatsächlich jedoch zusammenhängen und einander bedingen: Trauer und Mitgefühl. Wir brauchen die Trauer so sehr wie das Mitgefühl und müssen uns daher darauf konzentrieren, wie wir mit dem schwierigeren Part, der Trauer, umgehen können.

### Wenn die Schwere überwiegt

Zunächst einmal lässt sich auch dieses Grundgefühl körperlich verorten: Seine Empfangsstation sitzt am Übergang zwischen Hals und Brustbein und kann dort mitunter zu Veränderungen der Hauttemperatur führen, die sich mit einer Wärmebildkamera sogar objektiv messen lassen.

Solange Mitgefühl besteht, spüren wir dies an der beschriebenen Stelle als angenehme Wärme. Mitgefühl ist ein Gefühl einer bejahenden Verbindung. Diese kann zu anderen Menschen bestehen, zu unserer Umgebung oder zur Natur. Aber Vorsicht: Mitgefühl ist nicht zu verwechseln mit Mitleid. Das dürfte bereits das eingangs beschriebene Beispiel meines Herzinfarktpatienten gezeigt haben (siehe Seite 10 f.).

Ändert sich das Gefühl von Mitgefühl in Trauer, so ändert sich auch die Wärmeempfindung: Zunehmend wird aus der vorher schönen Wärme ein unangenehmes oder sogar schmerzhaftes Brennen, das Beschwerden im Hals auslöst. Wir sagen dann auch, dass die Trauer oder Traurigkeit uns »den Hals zuschnürt«. Wenn ich in meinen Praxisseminaren diesen Wechsel mit Patienten ausprobiere, ist das oft sehr eindrucksvoll. Es lässt sich dann nämlich sehr gut beobachten, wie genau sich einvernehmliche

Gefühle von ablehnenden unterscheiden – und wie sie sich ineinander umwandeln können.

Diese Dinge zu erkennen ist kein theoretisches Luxuswissen, um andere zu beeindrucken. Wenn die Zusammenhänge zwischen Gefühl und Körper klar zutage treten und Schulmediziner sich auf die Arbeit mit Gefühlen einlassen, ergeben sich daraus faszinierende neue und erfolgreiche Möglichkeiten der therapeutischen Arbeit. So stehen zum Beispiel Erkrankungen im Halsbereich, wie Schilddrüsenzysten oder Schilddrüsenvergrößerungen, oftmals nachweisbar in einem Zusammenhang mit abgelehnten und nicht bearbeiteten Trauergefühlen. Auch bei Sprachstörungen spielen erstaunlich oft solche Gefühle eine große Rolle. Die Zusammenarbeit von Psychotherapeuten, Sprach- und Stimmtherapeuten, Hals-Nasen-Ohren-Ärzten sowie Internisten war hier schon häufig und nachgewiesenermaßen erfolgreich.

### Auf einen Blick

- Trauer und Mitgefühl bedingen sich gegenseitig
- Mitgefühl ist nicht gleichbedeutend mit Mitleid
- Mitgefühl kann man als angenehme Wärme am Übergang zwischen Hals und Brustbein spüren
- Bei Trauer spürt man an derselben Stelle ein unangenehmes oder sogar schmerzhaftes Brennen, das Beschwerden im Hals auslösen kann

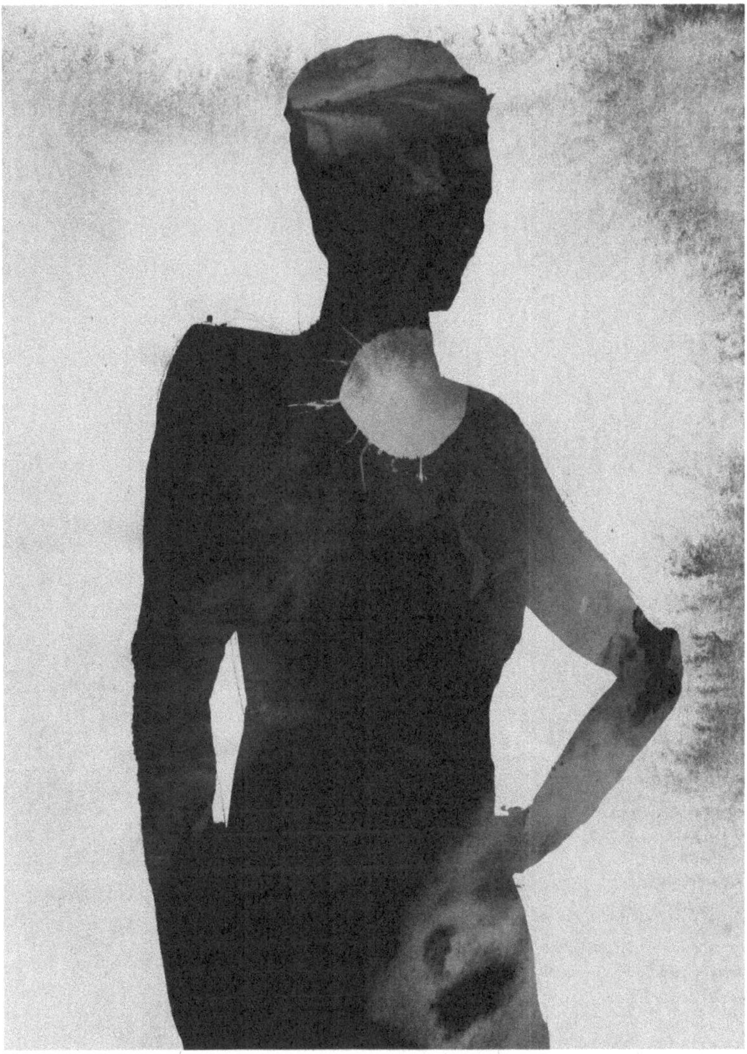

*Die Empfangsstation für Mitgefühl und Trauer sitzt am Übergang zwischen Hals und Brustbein. Doch während wir Mitgefühl an dieser Stelle als angenehme Wärme empfinden, macht sich Trauer als unangenehmes oder sogar schmerzhaftes Brennen bemerkbar, das Beschwerden im Hals auslöst.*

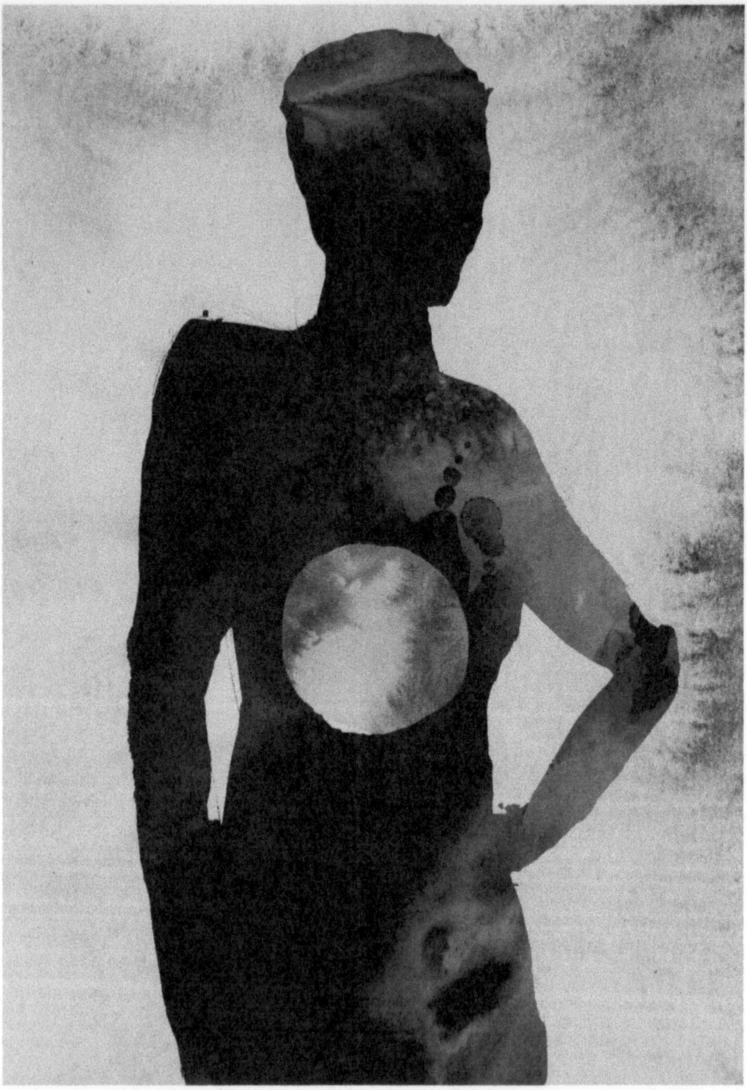

*Das Gefühl des Glücks hat seinen Sitz in der Mitte des Körpers, am unteren Ende des Brustbeins, unmittelbar oberhalb der Magengrube. Wenn es dort kribbelt und prickelt, geht es uns gut.*

## Grundgefühl 3: Glück – das unendliche Gefühl

»Dieses Kribbeln im Bauch, das man nie mehr vergisst, als ob da im Magen der Teufel los ist. Dieses Kribbeln im Bauch kennst du doch auch. Wenn man glaubt, fast überzuschäumen vor Glück ...«

Ob die Sängerin Pe Werner, als sie diesen Klassiker der 1990er-Jahre-Popmusik in die Hitparaden brachte, wohl schon ahnte, dass sie das Gefühl des Glücks ganz richtig verortete? Denn nicht nur wenn wir verliebt sind, prickelt und kribbelt es irgendwie in der Bauchgegend. Tatsächlich sitzt das Gefühl des Glücks in der Mitte des Körpers, am unteren Ende des Brustbeins, unmittelbar oberhalb der Magengrube.

Interessanterweise fiel es älteren Menschen in meinen Übungsseminaren lange Zeit viel schwerer, dieses Gefühl zu fühlen als etwa die Liebe oder die Trauer. Es besteht hier ganz offenbar ein Zusammenhang zur Kriegsgeneration, die glaubte, ihr »Glückskontingent« längst aufgebraucht zu haben – ganz einfach, weil sie überlebt hatten. So viele Freunde, Bekannte und Familienangehörige waren als Soldaten gefallen, auf der Flucht gestorben, dem Bombenkrieg zum Opfer gefallen oder ermordet worden. Da war es schwierig, hinterher noch etwas als Glück zu empfinden. Die etwas weniger belastete Nachkriegsgeneration geht mit Glück unvoreingenommener um. Ihr gelingt das Spüren des Gefühls an der genannten Stelle in der Regel erstaunlich leicht und gut.

Probleme bereitet vielen dieser Menschen eher der Umgang mit diesem Gefühl. Manchmal macht es fast den Eindruck, als würde mit ihm eine Art vorbestimmter Umgang gepflegt, als würde man seinem eigenen Glück gewissermaßen nicht trauen. War einem zum Beispiel drei Tage nacheinander das Glück hold, gelangt so mancher zu dem Schluss, damit müsse es nun aber gut sein und es müsse jetzt als »gerechter Ausgleich« doch auch einmal wieder etwas Schlechtes passieren. Auf diese Weise organisieren sich nicht wenige Menschen regelmäßig tatsächlich eine Art ausgleichendes Unglück herbei. Dabei sind solche Verhaltensweisen vollkommen unbegründet. Es gibt unendlich viel Glück. Es ist nicht beschränkt, es hört nicht einfach irgendwann auf, weil nichts mehr da ist. Wer das Glück herausfordert, kann es in riesigen Mengen genießen. Was Louis Pasteur für den Zufall gesagt haben soll, gilt auch für das Glück: Es trifft den vorbereiteten Geist. Das Gleiche gilt allerdings, siehe »vorbestimmter Umgang« auch für das Unglück. Die berühmte sich selbsterfüllende Prophezeiung gehört in diesen Zusammenhang. Wenn man lange genug glaubt, dass etwas Schlechtes passieren wird, passiert es irgendwann von allein. Wer seinen Geist jedoch dem Glück öffnet, der wird es sehr oft antreffen und beschenkt werden.

»Wir müssen uns Glück auch erlauben.«

Was bei Übungen mit dem Glück auffällt: Bereits während man sie durchführt, zeigen sich unmittelbare energetische Verbesserungen in der Anpassungsfähigkeit und im Energiehaushalt. Das lässt sich über energiemedizinische Messungen, zum Beispiel mittels Elektroakupunktur oder Bestimmung der Herzschlagschwankungen (Herzratenvariabilität), sehr schön zeigen (siehe Seite 171).

Was können wir daraus schließen? Je mehr Glück jemand erlebt, umso besser sind seine inneren Energieflüsse und damit auch seine Gesundheit und Lebensqualität.

### Auf einen Blick

- Man spürt Glück als Prickeln oder Kribbeln in der Bauchgegend
- Glück zieht nicht automatisch Unglück nach sich
- Wer seinen Geist dem Glück öffnet, verbessert den Energiefluss und damit Gesundheit und Lebensqualität

## Grundgefühl 4: Eifersucht und Interesse – Gefühl mit zwei Körperorten

Wie schaffen wir es, in einer Sache besser zu werden? Wieso gibt es immer wieder Erfindungen, Fortentwicklungen, neue Ideen, Produkte und Dienstleistungen? Grundlage für all das ist ein Grundgefühl, das oftmals das kräftigste von allen ist und ähnlich wie Wut und Lebenskraft einer Medaille mit zwei Seiten gleicht.

Wie kräftig dieses Grundgefühl ist, zeigt sich zum Beispiel in Krisensituationen, in denen man keines der anderen Grundgefühle mehr spürt, aber oft trotzdem noch die Eifersucht geweckt werden kann. Es geht dann darum, dass der Vergleich mit anderen der Ausgangspunkt für das Interesse sein kann, das benötigt wird, um aus einer misslichen Situation wieder herauszukommen.

Es ist kein Wunder, dass die kraftvollste Blütezeit dieses Gefühls die Kindheit ist. In welcher anderen Phase sonst sind wir so auf Entwicklung, auf Wachsen, Gedeihen und auf Neugierde ausgerichtet, wie in dieser? Es ist die Zeit, in der wir mit jeder Faser unseres Körpers Dinge so gut können möchten, wie der Vater oder die Mutter, wie der große Bruder, die große Schwester oder irgendeiner unserer Freunde. Denken Sie nur an die Zauberkünstler, die Kinder so oft lieben. Gebannt verfolgen ihre Augen jede einzelne Handbewegung und versuchen zu ergründen, wieso dort vorne passiert, was eben passiert. Sehnsucht entsteht, auch so gut zaubern zu können. Scheinbar aus dem Nichts etwas entstehen oder umgekehrt etwas im Nichts verschwinden zu lassen.

### Ziele, auch unerreichte, triggern das Gefühl

Das vierte Grundgefühl stärkt unsere Lebendigkeit. Wir fühlen uns hingezogen, leben auf, sind aufmerksam. Kein Wunder, Eifersucht und Interesse sind starke Antriebskräfte für uns Menschen – und vielleicht sind sie auch deshalb das einzige Grundgefühl, das gleichzeitig an zwei Stellen im Körper beheimatet ist. Es wird im Bereich vor den Nieren an beiden Seiten im Bauch wahrgenommen. Es verwundert daher nicht, dass man so oft davon spricht, dass einem wichtige Dinge – also die, für die man ein ausgeprägtes Interesse hat – bisweilen ganz schön »an die Nieren gehen«.

»Manchmal geht uns etwas ganz schön an die Nieren. Denn genau dort sitzt das Gefühl der Eifersucht.«

Der beidseitige Sitz im Körper lässt sich ganz gut mit den Augen vergleichen. So wie diese uns helfen, Dinge räumlich zu sehen, können wir durch die zwei Orte des Gefühls Interesse auch vielfältige Sachverhalte erfassen und uns darauf konzentrieren.

Interessant wird es, wenn wir lernen, uns bewusst mit diesem Gefühl zu verbinden und uns auf eine Sache zu konzentrieren, die wir gern beherrschen würden. Man könnte fast sagen, wir würden auf eine Eingebung von außen warten – und tatsächlich funktioniert das bisweilen erstaunlich gut – weil wir wacher sind und daher hilfreiche Dinge im Außen besser wahrnehmen können. Experimentierfreudige Menschen können beim Üben mit diesem Gefühl beeindruckende Dinge erleben. So mancher meiner Patienten konnte allein durch eine intensive Verbindung mit dem Gefühl der Eifersucht und des Interesses plötzlich bestimmte, bisher unerreichbare Maltechniken anwenden oder deutlich besser ein Instrument spielen.

In meine Praxis kam zum Beispiel einmal eine 26-jährige Lehramtsstudentin für das Fach Musik. Im Hauptpflichtfach Klavier kam sie gar nicht zurecht, weil die Koordination ihrer Hände grundsätzlich gestört zu sein schien. Das war ein großes Problem, weil die Gefahr bestand, dass sie deshalb ihr Studium nicht erfolgreich abschließen könne.

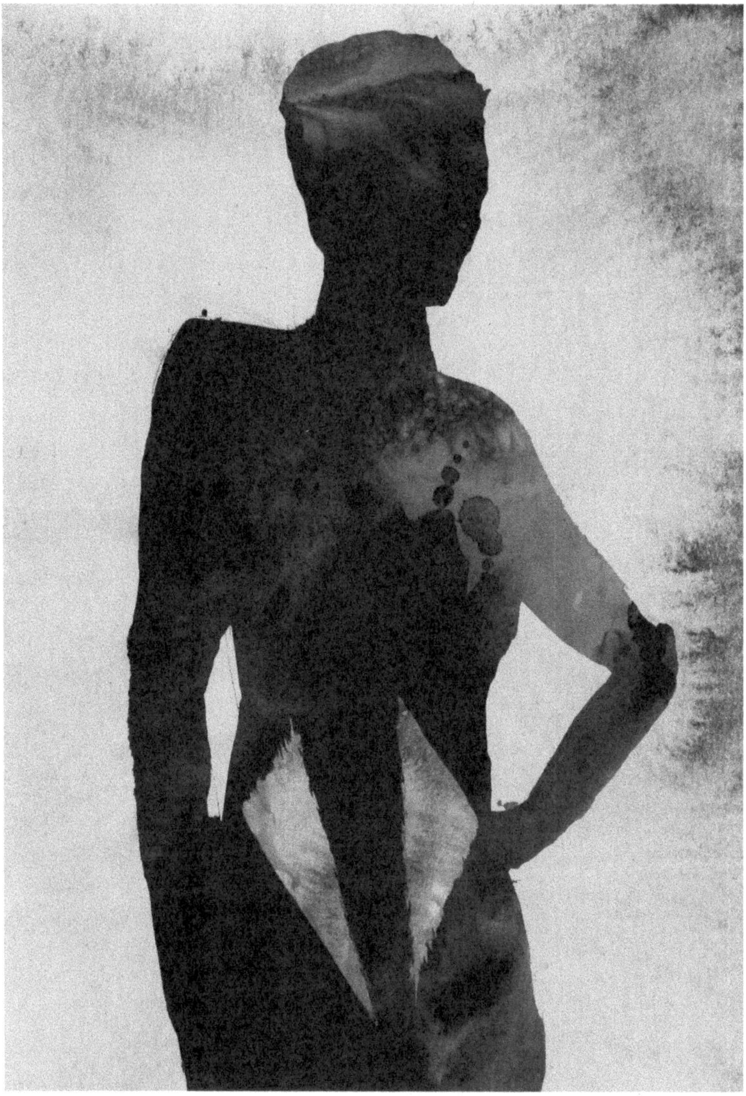

*Interesse und Eifersucht sind mit die stärksten Antriebskräfte und deshalb auch gleich an zwei Stellen im Körper zu verorten: in Höhe der Nieren links und rechts im Bauchraum.*

Bevor die junge Frau zu mir kam, hatte sie am Institut für Hirnforschung in Stuttgart Hilfe gesucht, wo man bei ihr eine eingeschränkte Abstimmung beider Hirnhälften festgestellt hatte. Mittels einer Trainings-CD war es ihr daraufhin tatsächlich gelungen, diese Koordination ein wenig zu verbessern, was sich auch positiv auf ihr Klavierspiel auswirkte. Allerdings reichte ihr das noch nicht. Sie hatte das Gefühl, es müsse noch ein bestimmter Knoten platzen, um wirklich dorthin zu gelangen, wo sie hin wollte.

Weil die Frau bereits an Gruppentrainings teilgenommen und dort gelernt hatte, wie es sich körperlich anfühlt, wenn das Gefühl Interesse/Eifersucht aktiv ist, war ihr das Wärmegefühl in der Lenden- und Nierenregion wohlbekannt. Meine Therapie für sie bestand daher darin, sich gezielt drei Klavierkonzerte auf DVD anzuhören und dabei ganz konzentriert die Hände der Pianisten zu beobachten. Auf diese Weise sollte das Gefühl des Interesses aktiviert und darüber das eigene Spiel verändert werden.

Sie nahm sich jeweils ein Konzert für einen ganzen Tag vor und berichtete anschließend, dass ihr und vor allem ihrer Klavierdozentin deutliche Fortschritte im eigenen Klavierspiel aufgefallen waren – selbst wenn sie, wie in einem Fall, vorher nicht noch einmal geübt hatte.

Dieses Beispiel zeigt sehr schön, dass das Gefühl Interesse/Eifersucht gerade in künstlerischen Berufen und Fragestellungen, wo es um Intuition, Geschicklichkeit und Entwicklung geht, häufig zum Tragen kommt und für Verbesserungen sorgt.

## Wenn kein Erfolg in Sicht ist, wandelt sich das Gefühl

Nun werden Sie sich vielleicht fragen, wo bei der ganzen Sache die negative Seite dieses Grundgefühls bleibt. Schließlich klingt das bisher Gesagte doch insgesamt recht positiv. Und genau so ist es auch gemeint. Interesse wird erst dann zu Eifersucht, wenn es nicht zu dem gewünschten Ergebnis führt und man gewissermaßen droht, in einer als Wettbewerb empfundenen Situation zu unterliegen. Interesse geht davon aus, dass man das, was man erstrebt, auch erreichen kann. Zweifelt man jedoch daran und hält es für möglich, dass das Vorhaben misslingt, wird man eifersüchtig auf alle, die es scheinbar oder tatsächlich besser machen. Das Interesse schlägt in Eifersucht um, und es entsteht eine Art Lähmung im Empfinden, die im schlimmsten Fall in verschiedene Ängste umschlägt. Das Gefühl der Eifersucht und des Interesses hat insofern klare Beziehungen zum Gefühl der Angst. Das sollte man immer mit berücksichtigen. In solchen Fällen kann die Gefühlsarbeit mit der Angst sehr hilfreich sein, um die Eifersucht zu wandeln und wieder zu Interesse werden zu lassen.

Teil dieses Grundgefühls sind übrigens auch Bewunderung und Neid. Beide haben genauso wie Eifersucht und Interesse charakteristische und vielfältige Eigenschaften.

## Auf einen Blick

- Interesse und Eifersucht stärken die Lebendigkeit
- Interesse und Eifersucht machen sich körperlich auf beiden Seiten des Bauches, im Bereich vor den Nieren bemerkbar
- Interesse kann in Eifersucht umschlagen, wenn Ziele nicht erreicht werden
- Bewunderung und Neid sind Teil dieser Gefühle
- Eifersucht kann mit Angst einhergehen (siehe auch Seite 65 ff.)

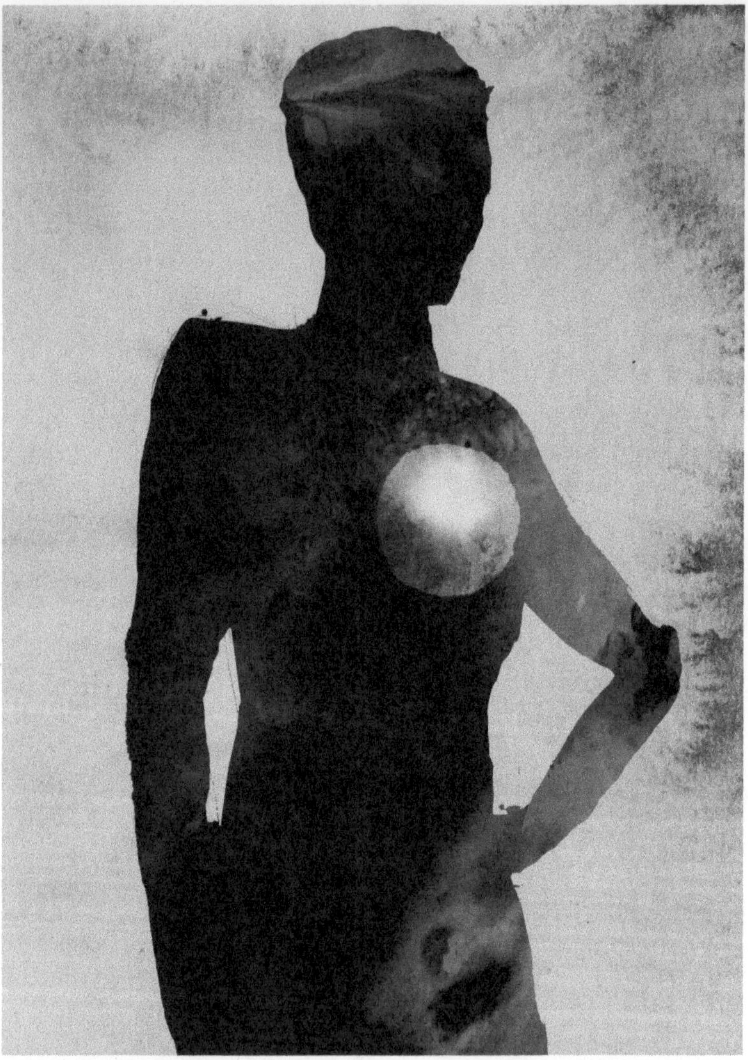

*Das Gefühl der Liebe hat seinen angestammten Platz in der Region um das Herz und strahlt von dort nicht nur in den ganzen Körper aus, sondern auch nach außen. Hass, der letztlich nichts anderes ist als verneinte Liebe, lässt sich ebenfalls in dieser Körperregion verorten.*

## Grundgefühl 5: Liebe – zu sich selbst, zu anderen und zu Höherem

Prinzipiell sind wir mit unserer Umgebung immer in Liebe verbunden, auch wenn wir das häufig nicht spüren können, weil es zu selbstverständlich erscheint. Es ist ein wenig wie bei einem Fisch, der die Notwendigkeit des Wassers um sich herum erst spürt, wenn er diesem entrissen wurde. Auch in Beziehungen wird manchem Menschen erst im Moment der Trennung bewusst, dass er dem anderen in Liebe verbunden war.

### Unser Herz ist ein Hort der Liebe

Das Gefühl der Liebe hat seinen angestammten Ort in der Herzregion, von dort strahlt es nach außen. Wie eine Glühlampe, die ihr Licht in alle Richtungen abgibt. Dieses Strahlen ist durchaus wörtlich zu verstehen: Es gibt Menschen mit medialen Fähigkeiten, die die Strahlen »sehen« können und ihre Länge auf etwa fünf Meter beziffern.

Für die Arbeit mit dem Gefühl der Liebe ist zu beachten, dass es sich in drei verschiedene Kategorien einteilen lässt:

- die Selbstliebe
- die Liebe zu einem anderen Menschen und
- die Liebe zu etwas Höherem, worunter auch die Liebe zu einem göttlichen Prinzip fällt

Darüber hinaus unterscheiden wir auch noch die bedingte und die bedingungslose Liebe.

Das Gegenteil von Liebe ist übrigens nicht, wie häufig vermutet wird, Hass. Im Gegenteil: Dieses Gefühl gehört eindeutig zur Liebe, weshalb es seinen Sitz ebenfalls im Herzen hat. Hass ist gewissermaßen verneinte Liebe – und so, wie wir es auch bei anderen Gefühlen bereits gesehen haben, nur die andere Seite der Medaille. Das wahre Gegenteil von Liebe ist Gleichgültigkeit.

In der praktischen Arbeit mit dem Gefühl der Liebe geht es meist zunächst darum, dass der Patient seinen eigenen Herzschlag wieder wahrnimmt. Dazu setzt er sich in einer entspannten und sicheren Umgebung hin, schließt die Augen, stellt sich sein Herz vor und richtet innerlich seinen Blick darauf. Wenn das geschehen ist, bitte ich ihn, sein Herz liebevoll anzulächeln und frage nach einer Weile, ob er eine Antwort des Herzens wahrnehmen kann. Diese Frage wird so gut wie immer bejaht, und in der Regel sehe ich dabei ein zufriedenes Lächeln auf dem Gesicht des Patienten. Daraufhin lade ich ihn ein, sich bei seinem Herzen für dessen wunderbare Arbeit über so viele Jahre zu bedanken – immerhin hat es seit einem Zeitpunkt, etwa vier Wochen nach der Befruchtung, zuverlässig und ohne Pause geschlagen. Hätte es zwischendurch auch nur vier Minuten lang damit aufgehört, hätte das Gehirn bereits unumkehrbare Schäden erlitten.

Zum Wunder des Herzens gehört, dass dieses Organ unter allen anderen eine Sonderstellung einnimmt: In einem gesunden Organismus arbeiten alle Zellen zu 80 Prozent für andere Zellen. Nur das Herz arbeitet zu 100 Prozent für andere. Darüber hinaus ist es das einzige Organ, das nicht von sich aus bösartige Zellen bildet und deshalb so gut wie nie an Krebs erkrankt.

## Selbstliebe

Wenn wir beim Bild der Glühbirne für das Gefühl der Liebe bleiben, können wir uns Probleme mit der Selbstliebe in etwa so vorstellen, als wäre die Glühbirne mit schwarzen Klebepunkten bedeckt, die das Licht an diesen Stellen daran hindern, nach außen zu strahlen. Auch wir wollen dann keine Liebe nach außen abstrahlen, beispielsweise weil wir von uns selbst glauben, bestimmte Dinge nicht gut genug zu machen. Je mehr solche Aufkleber unser Liebesgefühl hat, desto größer wird unser Unbehagen. Wir sperren dann gewissermaßen immer mehr Liebe in uns ein, die eigentlich gerne nach außen strahlen würde. Das führt zu Erschöpfung, denn all die schwarzen Punkte aufzukleben und die Liebe zurückzuhalten, kostet viel Kraft und Energie, die uns dann natürlich an anderer Stelle fehlt. Diese Energie ist in der Regel geistiger Natur, wir denken also ständig, wir seien nicht gut genug und rauben uns damit Konzentrationsfähigkeit und geistige Beweglichkeit, die wir eigentlich benötigen würden, um beispielsweise Lösungen für schwierige Situationen zu finden.

Die schwarzen Aufkleber verhindern aber nicht nur, dass die Liebe nach außen strahlen kann. Sie verhindern genauso auch, dass wir Liebe empfangen. Wenn uns dann zum Beispiel jemand sagt, wie toll wir etwas gemacht haben, trifft seine dabei ausgestrahlte Liebe nicht auf unsere eigenen Strahlen und kann sich nicht mit ihnen verbinden. Sie wird blockiert, das Lob kann uns nicht erreichen – und uns somit auch nicht aus unserer negativen Haltung uns selbst gegenüber herausholen. Mehr noch: Da unser Verstand unsere Gefühle bewertet, empfinden wir das Lob allenfalls als freundliche, aber nicht als ehrlich gemeinte Geste.

Die mangelnde Selbstliebe kann sich im Extremfall so weit steigern, dass sie zum Selbsthass wird. Denn wie Sie schon gelesen haben, sind Liebe und Hass keine Gegensätze, sondern zwei Seiten des gleichen Gefühls.

## Liebe zu anderen Menschen

Auch hier können wir wieder mit dem Beispiel der Glühlampe arbeiten, die leuchtet und Strahlen aussendet. Im Fall der Liebe zu anderen Menschen geht es darum, wie wir diese anstrahlen. Verhindert etwas, dass wir ausreichend strahlen können?

Wenn wir nicht ausreichend strahlen, fühlen wir uns häufig schuldig und haben Schwierigkeiten, genug Liebe zu empfinden. Bei Trennungen etwa kann es passieren, dass so viel Streit und Stress zwischen den Partnern aufgetreten ist, dass sich die

Strahlen extrem verkürzt haben. Oft liegt dies daran, dass der verlassene Partner versucht, den anderen nicht mehr zu lieben und daher seine eigenen Strahlen zurückdrängt. Er klebt gewissermaßen eine milchige Folie auf seine Glühbirne, um nur ja keine Liebe in die Welt zu schicken. Die Liebe aber ist weiterhin da. Das Gefühl endet nicht und es kann auch nicht beendet werden.

»Die Liebe ist wie eine Glühbirne,
die in die Dunkelheit strahlt.«

Oft mischt sich dazu noch das Gefühl der Trauer, wodurch das Gefühl der Liebe automatisch noch weiter zurückgedrängt wird und die Glühbirne noch weniger strahlt. Doch hilft auch das in der Regel wenig, im Gegenteil: Indem sich die eigenen Strahlen verkürzen, spürt man auch den Partner immer weniger, was das Gefühl der Trauer nur noch verstärkt.

Bei schweren Depressionen ist jegliches Strahlen der Liebe, sowohl der Selbstliebe als auch der zu anderen Menschen oder zu höheren Dingen, so weit zurückgedrängt, dass irgendwann der Zusammenbruch droht – ganz einfach deshalb, weil das aktive Verkürzen der Strahlen einen enormen Kraftaufwand bedeutet, der irgendwann alle Energie frisst. Am Ende sind die Batterien schlichtweg leer und jeglicher Antrieb ist weg.

Die Liebe strahlt von allein, wir müssen sie nicht erst dazu bringen. Großen Aufwand benötigen wir nur, um das Strahlen einzudämmen, also schwarze Punkte auf die Glühbirne zu kleben.Es ist wichtig, genau das zu wissen.

## Die Liebe zu etwas Höherem

In der Regel handelt es sich hierbei um religiöse Liebe, also die Liebe zu einem göttlichen Prinzip – eine Form der Liebe, die wir an dieser Stelle nicht näher betrachten. Daher nur eine kurze

Bemerkung: Bei der Liebe zu etwas Höherem sollte man immer darauf achten, nicht nur zu strahlen, sondern auch eine Antwort zu empfangen, also zu fühlen, dass die göttliche Liebe auf einen selbst zurückstrahlt.

## Bedingte und bedingungslose Liebe

Der Unterschied zwischen bedingter und bedingungsloser Liebe lässt sich an einem einfachen Beispiel erkennen: Da ist ein Paar, das zu einem bestimmten Zeitpunkt seines Lebens zusammenkommt und sicher ist, dass es sich um die große Liebe handelt. Sie ist zehn Jahre jünger als er, zum Zeitpunkt des Zusammenkommens eine zarte, sehr hübsche Frau, er tritt als starker Beschützer auf und beide genießen diese Konstellation. Doch die Jahre vergehen und die Menschen reifen. Die Frau wandelt sich von einem unerfahrenen und etwas unsichereren jungen Mädchen zu einer selbstbewussten und sehr eigenständigen Person, die in dieser Lebensphase keinen Beschützer mehr sucht, sondern einen echten Partner. Für den Mann stellt dies ein Problem dar, denn seine Liebe war, ohne dass er es bewusst wahrgenommen hat, an eine andere Bedingung geknüpft. Er kann einfach nicht aus seiner Beschützerhaut. So kommt es, wie es kommen muss: Die Bedingung ändert sich, genauso wie die an sie geknüpfte Liebe. Sie vergeht.

Die bedingte Liebe ist somit wie ein Honigsee. Sie verströmt einen süßen Duft. Sie lockt uns an, ist aber irgendwann erschöpft. Die Illusion der ewigen Liebe ist energetisch einfach nicht dauerhaft durchzuhalten. Auf der anderen Seite fungiert der Honig auch als Klebemittel: Wenn sich ein Partner ohne »Einverständnis« des anderen verändert, kann es passieren, dass dieser ihn versucht festzuhalten, um die Erfüllung der Liebe zu erzwingen.

Bedingungslose Liebe hingegen strahlt in uns und von dort nach außen, ohne dass wir dazu aktiv etwas machen müssen.

Die Energie bleibt damit bei uns, während die Botschaft an alle geht, die sie empfangen wollen. Diese Liebe ist ein Angebot, sie stellt keine Bedingungen – sie ist eben bedingungslos. Genauso geschieht auch die Entscheidung anderer, ob sie darauf eingehen wollen oder nicht, nie unter Zwang. Sie ist eine Reaktion auf die Verlockung der Strahlen des anderen. Liebe ist in diesem Sinne ein gegenseitiges Geschenk und eine gegenseitige Unterstützung, ohne vom anderen etwas dafür zu erwarten.

Wie notwendig wir Liebe brauchen, zeigen eindrucksvolle Beispiele aus der Geschichte. Denken Sie nur an Caspar Hauser, der lediglich ernährt wurde, jedoch ohne Liebe und Ansprache aufwachsen musste. Er starb. Als Gegenbeispiel ziehe ich gerne die Geschichte einer italienischen Nonne aus dem 18. Jahrhundert heran, die morgens vor der Messe jedes der Waisenkinder aus seinem Bettchen nahm, um es zu herzen und zu drücken. Die Kindersterblichkeit in diesem Kinderheim lag bei Null, während überall sonst in den Klöstern etwa 20 Prozent der Waisenkinder verstarben – und zwar häufig, obwohl die Versorgung mit Nahrung und Kleidung besser war als im Kloster besagter Nonne.

## Auf einen Blick

- Man unterscheidet die Liebe zu sich selbst, zu anderen und zu etwas Höherem
- Liebe spürt man im und um das Herz, von wo aus sie nach außen strahlt
- Das Gegenteil von Liebe ist nicht Hass, sondern Gleichgültigkeit
- Bedingte Liebe vergeht, bedingungslose nicht

## Plus eins: Angst – unser Beschützer rund um die Uhr

Ich stand an einer Bushaltestelle und war gedanklich überall, nur nicht dort, wo ich mich gerade befand. Plötzlich rauschte der Bus heran. Wer hatte wen nicht gesehen? Keine Ahnung! Es war auch keine Zeit, darüber nachzudenken, denn die Katastrophe drohte: Gleich würde es dunkel um mich werden, der Bus würde mich rammen und zumindest schwer verletzen, wenn nicht …

12 Jahre alt war ich, als sich diese Szene abspielte. Und das Unglück wäre mit Sicherheit eingetreten, wenn mich meine Angst in diesem Moment nicht befähigt hätte, einen unglaublichen Riesensatz zu machen – etwa drei Meter nach vorne. Er brachte mich in Sicherheit. Niemals wieder, auch nicht als sportlicher Erwachsener, war ich in der Lage, einen solchen Sprung zu vollführen. Ich hatte überlebt, nicht ein einziges Haar wurde mir gekrümmt. Und der Busfahrer kam mit dem Schrecken davon.

### Plädoyer gegen das negative Image der Angst

Die Überschrift dieses Kapitels deutet es bereits an: Ich werde hier über Angst nicht im negativen Sinne sprechen. Wie bei meinem Bus-Erlebnis ist sie in vielen Lebenssituationen so wichtig, dass es einfach viel zu kurz gegriffen ist, sie aus unserem Leben entfernen zu wollen. Erstens funktioniert das ohnehin nicht, und zweitens brauchen wir dieses Gefühl – zum Überleben.

Auf jeden Fall nimmt die Angst eine Sonderrolle unter den Gefühlen ein. Sie ist, wie das Beispiel zeigt, unter anderem in der Lage, in Sekundenbruchteilen sehr viel Energie bereitzustellen, um beispielsweise einer lebensbedrohlichen Situation zu entgehen. Ihre Logik heißt: »Einmal tot ist immer tot, und das muss auf jeden Fall verhindert werden.« Das hat auch zur Folge, dass Angst immer nach dem Alles-oder-nichts-Prinzip funktioniert. Angst

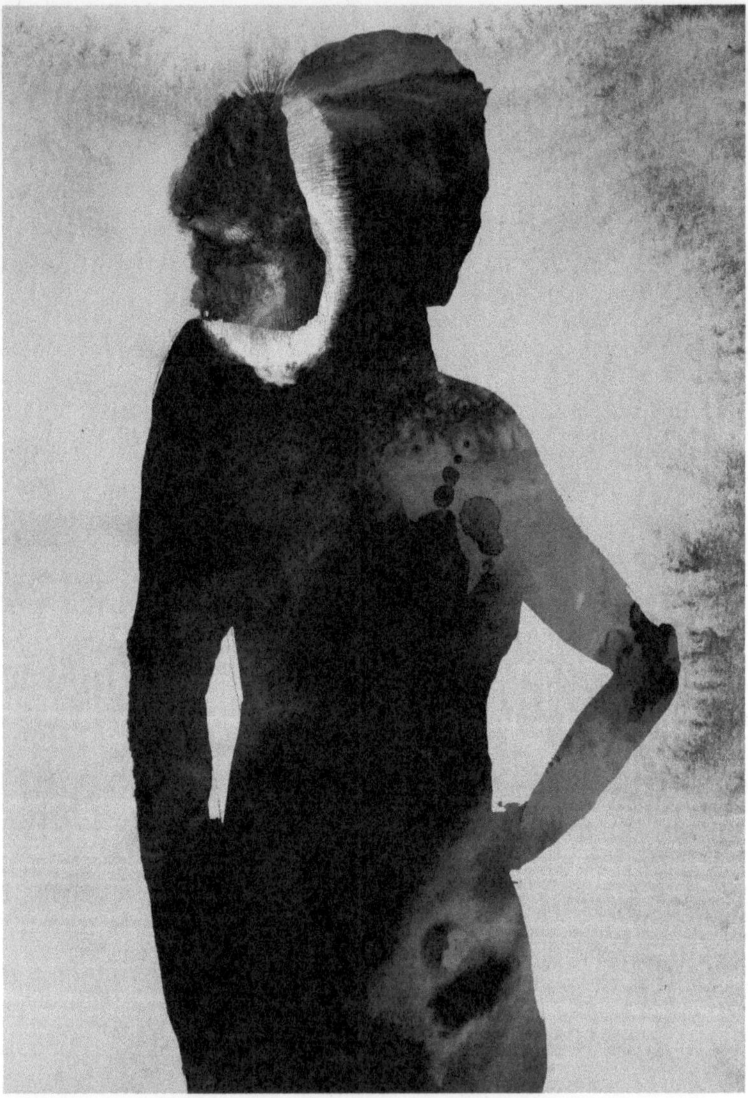

*Damit Angst nicht die anderen Gefühle verdeckt, empfiehlt es sich zu trainieren, sie außerhalb des Körpers wahrzunehmen. Stellen Sie sich die Angst zum Beispiel als ein Käuzchen vor, das auf Ihrer Schulter sitzt und Sie beschützt.*

gibt es nur in den Varianten null Prozent und 100 Prozent. Abstufungen dazwischen sind ungefähr so sinnvoll und wahrscheinlich wie ein bisschen tot oder ein bisschen schwanger.

Mir persönlich hat die Angst nicht nur dieses eine Mal das Leben gerettet, sondern noch viele weitere Male, sodass ich ihr zu tiefem Dank verpflichtet bin. Daneben allerdings, und das wird jeder von Ihnen kennen, spielt uns dieses Gefühl auch immer wieder erhebliche Streiche. Daher kommt es regelmäßig zu gewaltigen Ausschüttungen von Stresshormonen, zu Schweißausbrüchen, Muskelzittern und Zähneklappern.

Die schlechte Nachricht gleich vorweg: Damit müssen wir leben. So ist es eben mit den Lebensrettern, sie müssen sofort und sehr schnell handeln und können nicht erst in Ruhe prüfen, ob das Knacken im Unterholz von einem furchterregenden und gefährlichen Raubtier oder nur von einer kleinen Spitzmaus auf der Suche nach einem Regenwurm verursacht wurde. Handelt das Gefühl zu spät, könnte es um uns geschehen sein. Sie wissen ja: Einmal tot ist immer tot!

»Integrieren Sie die Angst in Ihr Leben, denn keine Angst zu haben, ist lebensgefährlich.«

Was passiert, wenn Angst künstlich abtrainiert wird, sieht man an den Kindersoldaten in Afrika. Durch menschenverachtenden Drill wird diesen Kindern von klein auf eingeprügelt, dass sie vor nichts und niemandem Angst haben dürfen. Am Ende ihrer »Ausbildung« sind sie jederzeit bereit, sich in den Kugelhagel zu werfen und werden so zum sprichwörtlichen Kanonenfutter. Faktisch haben diese Kinder – ohne normal arbeitende Angst – von Beginn an keinerlei Überlebenschance.

Für die Arbeit mit dem Gefühl der Angst bedeutet das: Wir müssen erst einmal lernen, seine Besonderheit zu verstehen und ihm freiwillig zu gestatten, was es am liebsten macht: uns zu beschützen. Dass es dabei immer auf Nummer sicher geht, ist logisch. Alles andere wäre viel zu gefährlich.

## Warum haben wir so viel Angst vor der Angst?

Angstreaktionen sind tief und von Natur aus in uns verankert. Sie werden auch bei Kriechtieren nachgewiesen, die seit 350 Millionen Jahren auf der Erde leben. Genauso wie kein Auto ausgeliefert wird, dem die Räder fehlen, gibt es kein Lebewesen, das keine Angst hat. Das gilt auch für Menschen. Keiner von uns kommt ohne die angeborene Fähigkeit, Angst zu empfinden, auf die Welt. Und jeder, der versucht, sich Angst grundsätzlich abzutrainieren, wird diese Welt eher verlassen als die meisten anderen, wie das Beispiel der Kindersoldaten drastisch zeigt. Angst gehört zu unserer unbedingt notwendigen Grundausstattung. Es ist jedoch wichtig, sich mit ihr und ihrem Wirken zu beschäftigen, um ihren Einsatz möglichst oft auf die sinnvollen Momente einzugrenzen.

Ein Blick ins Tierreich zeigt, wie dort die Angst vor Feinden genutzt wird, um sich zu retten. Vogeljunge zum Beispiel fallen im Nest in Schockstarre, andere Tiere plustern ihr Fell auf, um sich größer zu machen, als sie sind. Damit versuchen sie, mögliche Gegner zu beeindrucken und sie zum Rückzug zu bewegen.

Es bleibt also nur eine sinnvolle Lösung im Umgang mit der Angst: Wir müssen sie als lebensrettend anerkennen und sie mit großem Verständnis in unser Leben eingliedern. Im Grunde ist es an der Zeit, die Angst genauso zu feiern, wie wir unser Leben feiern. Denn unserer Angst verdanken wir zu einem wichtigen Teil genau dieses Leben. Angst zu verdrängen ist also nicht nur sinnlos, sondern sogar lebensgefährlich. Wer das akzeptiert, hat schon viel Lebensqualität gewonnen.

Doch natürlich hat es Gründe, warum wir häufig den Drang verspüren, dieses Gefühl loszuwerden, es am besten ganz zu beseitigen. Auch wenn Deutschland seine besondere Geschichte mit der Angst hat (wird doch im englischsprachigen Raum Angst nicht umsonst auch als »german disease«, die »Deutsche Krankheit« bezeichnet, und auch der Begriff der »German Angst« ist mittlerweile sprichwörtlich geworden), wollen wir uns hier nicht mit dieser durch zwei Weltkriege hervorgerufenen Erscheinung beschäftigen, sondern allgemeingültige Aussagen treffen.

Der Grund für die Angst vor der Angst ist einfach: Angst bewirkt immer Stress, und der setzt die bekannten Stressreaktionen in Gang: Stresshormone werden ausgeschüttet, der ganze Körper und Geist werden in den Flucht- oder Kampf-Modus versetzt. Das kostet Energie, viel Energie sogar, die uns letztlich an anderer Stelle fehlt. Um es genauer zu sagen: Sie fehlt uns vor allem für die schönen Dinge des Lebens. Wer dauernd im Stressmodus unterwegs ist, hat keine Kraft mehr für Schönes und Entspannendes. Es entsteht genau der verheerende Teufelskreis, der heute mehr denn je die Praxen von Psychotherapeuten füllt und zum Beispiel dem Ausgebranntsein (Burn-out) zu einem Platz im Internationalen Krankheitenverzeichnis (ICD-10) verhalf, nachdem es lange Zeit als Modewort oder Verlegenheitsdiagnose galt.

»Wer Angst zu beseitigen versucht,
wird vor allem eins erleben: noch mehr Angst.
Nehmen wir sie also als sinnstiftend an.«

Wer ständig damit beschäftigt ist, seine ganze Lebensenergie für den Kampf, insbesondere gegen seine Ängste, aufzuwenden, wer sich also ständig im Kampf- oder Flucht-Modus befindet, wird irgendwann schon aus reinem Energiemangel gar nichts Schönes mehr erleben und immer tiefer in der Erschöpfung und der oft nachfolgenden Depression versinken. Ab diesen Momenten besteht dann das ganze Leben nur noch aus Kampf, obwohl doch der Ausgangspunkt das Ansinnen war, die Angst zu verdrängen und damit loszuwerden. Am Ende erleben wir aus Erschöpfung nichts anderes mehr als: Angst.

## Sorge ist nichts anderes als getarnte Angst

Gerade für unsere westlichen Wohlstandsgesellschaften, speziell auch für uns in Deutschland, gilt im Hinblick auf das Gefühl der Angst eine Besonderheit, die sich aus unseren Lebensumständen ergibt. Wir leben seit über 75 Jahren im Frieden und in einem wohlhabenden, vergleichsweise geordneten Land. Anders als Millionen von Menschen in anderen Gebieten dieser Erde müssen wir nicht ständig in Angst um unser Leben sein, sondern könnten uns eigentlich ganz den Freuden eben jenes Lebens widmen. Lebensbedrohliche Situationen kommen in unserem Alltag glücklicherweise nur sehr selten vor. Man sollte also meinen, die Angst könnte sich ein wenig zurückziehen und Kraft sammeln für die Momente, in denen sie tatsächlich ihr lebensrettendes Werk verrichten muss. Doch natürlich wissen wir, dass kaum jemand angstfrei lebt.

Weil unsere Angst vergleichsweise wenig Gelegenheit hat, sich zu bewähren – ganz anders als in der grauen Vorzeit der Sammler und Jäger –, bekommt sie Langeweile. Sie hat einfach nichts zu tun, was ihrer Bedeutung angemessen wäre – und dann wird sie auch noch per Willensakt zur Vordertür rausgeschmissen und soll sich ein für allemal verziehen. Was aber macht die Angst: Sie setzt sich ein lustiges Federhütchen auf und kommt so verkleidet zur Hintertür einfach wieder ins Haus. Aus der gelangweilten Angst ist die Sorge geworden, die sich ständig neue Beschäftigungen sucht: Menschen machen sich über alles und nichts Sorgen, besonders gut lässt sich das im Bereich der Kindererziehung beobachten, wo aus der gesunden Beziehung und dem Kümmern ums Kind häufig eine irrationale Sorge wird, die den Nachwuchs letztlich am gesunden Aufwachsen hindert. Sich Sorgen zu machen ist nichts anderes als Angst, die aus lauter Langeweile an den Fingernägeln kaut und immer wieder da auftaucht, wo sie gar nicht gebraucht wird. Dabei bindet sie, wie jede andere Angst auch, Kräfte und Energien, die uns für andere wichtige Dinge des Lebens fehlen.

## Warum Verdrängen nicht hilft

Natürlich haben Ängste auch Nebenwirkungen, die wir alle kennen: Herzklopfen, Schweißausbrüche, Schlafstörungen – bis hin zu ernsthaften Depressionen. Daher sind die unbewussten Bemühungen, Ängste einfach loszuwerden, auch nur zu verständlich. Doch es gilt wie für jedes andere Gefühl auch: Solange wir die Botschaft eines Gefühls nicht richtig verstanden haben, wird es immer stärker werden.

> »Ein Gefühl, dessen Botschaft wir nicht verstanden haben, wird immer stärker werden. Das gilt auch, aber nicht nur, für die Angst.«

Die therapeutische Arbeit mit dem Gefühl der Angst braucht in Gruppen einige besondere Bedingungen, daher sollte man nie direkt mit ihr beginnen. Es ist wichtig, vorher ausreichend Erfahrungen mit anderen Gefühlen wie Trauer, Wut oder Glück gemacht zu haben, um das normalerweise furchterregende Thema Angst besser bearbeiten zu können. Das Ziel sollte dabei sein, Angst nicht als diffus, sondern als möglichst konkret zu erleben. Das macht es einfacher, mit ihr umzugehen.

Die Körperwahrnehmung unterscheidet sich dabei von den anderen Gefühlen. Es empfiehlt sich zu trainieren, um die Angst außerhalb des Körpers wahrzunehmen. Das können wir beispielsweise erreichen, indem wir uns die Angst als ein kleines Tier vorstellen, das auf unserer Schulter sitzt – als unser Begleiter und

Beschützer, denn wie Sie gesehen haben, ist das ja die eigentliche Aufgabe der Angst.

Weil dieser Gedanke vermutlich für viele von Ihnen zunächst einmal befremdlich klingen mag, möchte ich ein wenig konkreter werden: Ich kenne jemanden, der zu diesem Zweck ein Käuzchen ausgewählt hat, das ihn seit Jahren schon auf seiner rechten Schulter begleitet und mit dem er auch spricht, indem er ihm Aufgaben überträgt. Er ist ein recht zügiger Autofahrer und hat sein Angst-Käuzchen damit beauftragt, auf andere Verkehrsteilnehmer oder auch Wildwechsel aufzupassen. Frei nach dem typischen Angstmotto, das für sein Käuzchen die Lieblingsbeschäftigung beim Aufpassen ist: Das ist etwas, da ist nichts ...

Ob Sie es nun glauben oder nicht: Seit dieser Zeit gibt es keine gefährlichen Situationen mehr. Denn die frei schwebende Aufmerksamkeit seines Angstgefühl-Käuzchens sagt ihm, wo er besonders vorsichtig fahren sollte.

Der »Trick« mit dem Tier kann auch ängstlichen Kindern helfen. Ich erinnere mich an Marek, einen neunjährigen Jungen, den seine Mutter in die Praxis brachte, weil er vor lauter Angst nicht einschlafen konnte. Im Gespräch erzählte er mir von Monstern und Sauriern, die ihn in seinen Träumen heimsuchten und ihn aufwachen ließen. Oft verhinderte die Angst vor ihnen aber schon von vornherein, dass er überhaupt einschlafen konnte.

Ich fragte ihn nach seinem Medienkonsum und erfuhr, dass er ein eigenes Smartphone hatte, mit dem er YouTube-Videos schaute und online mit den Klassenkameraden Spiele spielte, in denen oft auch Monster und Gewalt vorkamen. Eigentlich, so erzählte Marek mir, mochte er Gewaltspiele gar nicht. Aber er hätte Angst, ausgegrenzt und ausgelacht zu werden.

Zunächst »verordnete« ich dem Jungen ein Lammfell fürs Bett, weil Tierfelle auf Menschen generell eine beruhigende Wirkung haben. Außerdem fragte ich ihn, ob er sich vorstellen könnte, dass es ein Tier gäbe, das Tag und Nacht auf ihn aufpasst. Als er das bejahte, durfte er sich eins der Tiere aus Kaninchenfell aussuchen, die ich für diese Fälle in der Praxis vorrätig habe. Marek wählte einen Luchs, gab ihm noch in der Praxis den Namen Hansi und schloss ihn sofort ins Herz.

Seine Schlafstörungen wurden in der Folge spürbar weniger, und als wir einige Zeit später darüber sprachen, erzählte er mir, dass er Hansi nicht nur jeden Abend die Sorgen des Tages mitteilte, sondern dass dieser mit seinem »superguten und perfekt in der Nacht sehenden Augen« auch nachts auf ihn aufpasste. Noch einmal vier Wochen später waren nicht nur die Schlafstörungen verschwunden, auch die Angst vor Ausgrenzung war wie weggeblasen – obwohl er mit seinen Eltern schärfere Handyregeln vereinbart hatte, nachdem er eingesehen hatte, dass ihm viele Inhalte nicht guttaten. Er erkannte, dass seine Angst immer das Schlimmste angenommen hatte, auch wenn dieses nie eingetroffen war. Das half ihm nachhaltig auch in anderen Situationen, da er seinen Möglichkeitsraum erweitern konnte und so seine Ängste in den Griff bekam.

## Auf einen Blick

- Angst ist kein negatives Gefühl, sondern hat eine wichtige Aufgabe: Sie schützt uns vor Gefahren
- Verdrängte Angst bindet Kräfte und Energien, die uns dann für andere wichtige Dinge des Lebens fehlen
- Sorge ist nur eine andere Form der Angst
- Die Angst sollte außerhalb des Körpers verortet werden – in Form eines kleinen Tieres, das auf unserer Schulter sitzt und auf uns aufpasst

Gefühle können schwierig sein, das heißt aber nicht, dass sie schlecht sind. Schwierige Gefühle sind immer eine Botschaft an uns

.........................

Gefühle sind messbar – und damit auch besser verstehbar

.........................

»Schlechte« Gefühle sind vor allem ein Gedankengebilde, das uns behindert

# Es gibt keine schlechten Gefühle

Wer eine Zeit lang von sehr heftigen Gefühlen heimgesucht wurde – oder das Fühlen derselben zumindest als Heimsuchung empfunden hat –, wird sich vielleicht manchmal insgeheim gewünscht haben, einfach nichts mehr zu fühlen, damit endlich Ruhe einkehrt. Besonders bei sehr schmerzhaften Gefühlen sehnen sich einige Menschen über kurz oder lang danach, die ganze Gefühlswelt einfach wie ein Elektrogerät abschalten zu können, zumindest für eine gewisse Zeit.

Umgekehrt ist es bei Verhaltensweisen wie dem »Hautritzen«: Menschen, die sich absichtlich immer wieder Verletzungen zufügen, geben als Grund dafür oft an, dass sie das tun, um sich wieder fühlen zu können. Um überhaupt etwas zu spüren, nachdem ein schreckliches Ereignis oder eine dauerhafte psychische Verletzung sie scheinbar gefühllos gemacht hat.

Grundsätzlich gilt jedoch: Wir können nicht nichts fühlen. Unsere Gefühle sind da, ob wir es wollen oder nicht. Sie sind aber unterschiedlich stark, dauern unterschiedlich lange an, und wir können Einfluss auf unsere Empfindung nehmen. Letzteres ist die gute Botschaft dieses Buches.

»Wir können nicht nichts fühlen.«

Doch wofür haben und benötigen wir sie denn nun, diese Gefühle? Wie bei den meisten schwierigen Fragen, ist es ratsam, sich der Antwort aus verschiedenen Richtungen zu nähern und die Dinge möglichst unvoreingenommen zu betrachten. Auf diese Weise können wir besser verstehen, wie unsere Gefühle funktionieren.

## Warum wir aufhören sollten, von positiven und negativen Gefühlen zu sprechen

Die meisten Menschen werden auf die Frage, was sie so den ganzen Tag für Gefühle haben, vermutlich antworten: Mal sind es gute, mal sind es schlechte. Oder sie verwenden die Begriffe positiv und negativ. Sehr viel weiter geht die Betrachtung meistens nicht, was auch ein Grund dafür sein mag, warum unsere Gefühle uns oft so sehr im Griff zu haben scheinen, dass sie unser Leben ganz entscheidend beeinflussen, ohne dass wir uns dagegen wehren können. Es lohnt sich also, sich die Frage zu stellen, warum wir ein Gefühl einmal als angenehm, ein anderes Mal als unangenehm empfinden. Was muss geschehen, damit ein Gefühl für uns eine positive oder eine negative Erlebnisqualität besitzt?

Ein Beispiel: Das Ende der Mathestunde naht. Die meisten Schüler warten eigentlich nur auf eines: das Läuten der Schulglocke, das anzeigt, dass es für heute endlich vorbei ist mit Funktionen, Tabellen und Gleichungen. Der Lehrer allerdings steht vorne und ist nervös. Auch er weiß: Gleich wird es klingeln, dabei ist er mit seinem Stoff längst nicht so weit gekommen, wie geplant. Das bedeutet sowohl zusätzlichen Stress für die kommenden Stunden als auch Mehrarbeit am Nachmittag, weil die Stundenplanung überarbeitet werden muss. Schließlich hören alle den Gong und eine Flut angenehmer Gefühle überschwemmt die Klasse. Gesichter strahlen, alles kommt in Bewegung und richtet sich auf eine kurze Pause aus. Beim Lehrer jedoch machen sich unangenehme Gefühle breit. Nun ist klar, dass die Stundenplanung für die Katz war.

Lehrer und Schüler gehen hier also aus der gleichen Situation mit ganz unterschiedlichen Gefühlen heraus. Bei einem Passanten, der zufällig in diesem Moment an der Schule vorbeikommt, löst das Klingeln vermutlich gar keine Gefühle aus.

Wenn Sie einmal darüber nachdenken, fallen Ihnen sicher noch ganz viele Situationen ein, die von zwei Personen unterschiedlich bewertet werden. Während die eine sie als grundsätzlich angenehm und entlastend empfindet, ist sie für andere ein echtes Problem. Es kann also nicht daran liegen, dass die Situation als solche Gefühle auslöst und ihre Qualität bestimmt. Es muss eine andere, noch unbekannte innere Stelle geben, die zuständig ist und alle Geschehnisse bewertet. Und diese Bewertung kann je nach Mensch unterschiedlich ausfallen.

## Auch schwierige Gefühle sind wichtige Gefühle

Obwohl Gefühle eine sehr komplizierte Angelegenheit zu sein scheinen, sind sie zunächst einmal eigentlich ganz einfach, denn sie kümmern sich allesamt immer nur um eins: die Gegenwart. Was wir fühlen, fühlen wir jetzt, in diesem gegenwärtigen Moment. Unsere Gefühle sagen uns immer auf den Punkt genau etwas über unseren jetzigen Zustand. Sie sind damit gewissermaßen ein dauerhaft vorhandener, unmittelbarer Zugang zu unserem Leben und zur Welt insgesamt. Jedes einzelne Gefühl zeigt uns, wie wir gerade im Moment zur aktuellen Situation stehen.

> »Gefühle sind der unmittelbare Zugang zu unserem Leben.«

Aber wie ist es mit der Vergangenheit, die so starke Gefühle in uns auslöst? Oder mit der Vorfreude auf ein kommendes Ereignis? Da geht es doch eindeutig nicht um die Gegenwart. Oder? Doch, geht es! Wir erinnern uns in so einem Moment an ein Gefühl, das wir irgendwann einmal hatten – vielleicht an die Trauer über einen Verlust, an die Wut, als uns jemand betrogen hat, oder an das freudige Gefühl, als wir uns einen lange gehegten Wunsch erfüllt haben. Dabei ist es vollkommen egal, wie stark oder schwach damals das Gefühl war. Es ist egal, ob es ein angenehmes oder ein unangenehmes Gefühl war: Was wir erleben, erleben wir in der Gegenwart. Das Gefühl, das wir haben, ist ein jetziges. Auch wenn es sich auf zurückliegende oder kommende Ereignisse bezieht, beurteilt es die Situation, wie wir sie jetzt gerade erleben. Auch Gefühle, die mit Erinnerungen verbunden sind, erleben wir im aktuellen Moment. Gefühle sind unser unmittelbarer Zugang zur Welt – gemeinsam mit unseren fünf Sinnen, eben als sechster Sinn. Wenn wir lernen wollen, Einfluss auf sie zu nehmen, ist das von Bedeutung.

»Die meiste Zeit sind uns unsere Gefühle unbewusst und ›belästigen‹ uns gar nicht.«

Nun ist es natürlich nicht so, dass wir den lieben langen Tag darüber nachdenken, wie wir gerade fühlen und was jedes einzelne der Grundgefühle eigentlich gerade macht. Unsere Gefühle verrichten rund um die Uhr ihre Arbeit. Sie tasten unsere Umwelt daraufhin ab, ob eine Reaktion erforderlich ist oder nicht. Dazu testen sie immer und immer wieder, wie die Gegenwart sich gerade anfühlt. Ist sie angenehm? Sehr gut! Das heißt nämlich: Alles kann bleiben, wie es ist. Das Gefühl muss sich nicht mit unserem Bewusstsein in Verbindung setzen und eine entsprechende Aktion einfordern. Es kann einfach weiterarbeiten, unablässig jede Situation neu bewerten und uns dabei die meiste Zeit ganz einfach in Ruhe lassen.

Solange die Gefühle nicht zu dem Ergebnis kommen, sie müssten uns »Kampf« oder »Flucht« melden oder uns – das Gegenteil – die Freudentränen in die Augen treiben, laufen sie also die meiste Zeit quasi auf Autopilot. Sie bleiben im Hintergrund und lassen uns unser Tagwerk verrichten. Wenn wir im Alltag ohne große Regung erledigen, was ansteht, egal ob bei der Arbeit oder privat, sind wir also keineswegs »gefühllos«. Überhaupt ist der Begriff der Gefühllosigkeit nur eine in die Irre führende Bezeichnung für eine Situation, in der ein Mensch aus verschiedenen Gründen nur sehr schwer Zugang zu einem bestimmten Gefühl (oder auch mehreren Gefühlen) bekommt.

Dass uns unsere Gefühle die meiste Zeit nicht »belästigen«, mag der Grund dafür sein, warum wir manchmal meinen, das Leben nur schwer beeinflussen zu können. Die Möglichkeit, sich die im Hintergrund arbeitenden Gefühle bisweilen bewusst zu machen und damit aktiv auf Veränderungen hinzuwirken, besteht jedoch und lässt sich trainieren. Dafür ist die Arbeit mit den einzelnen Gefühlen eine gute Grundlage.

## Was Gefühle greifbar macht

Doch bleiben wir zunächst beim unbewussten Anteil der Gefühle, die als sechster Sinn rund um die Uhr die Gegenwart bewerten. Auf welcher Grundlage machen sie das? Was bewegt ein Gefühl dazu, eine Situation als angenehm oder unangenehm zu bewerten? Was veranlasst es dazu, die körperlichen Funktionen des Menschen zu aktivieren?

Ein wichtiger Bestandteil sind die Prägungen und Erfahrungen, die wir im Laufe unseres Lebens mitbekommen haben – wobei »Leben« nachgewiesenermaßen bereits die vorgeburtliche Zeit im Mutterleib mit einschließt. Solche Erfahrungen speichert unser Gehirn und stellt sie immer wieder für spätere Vergleiche zur Verfügung. So kommt es übrigens auch, dass viele Menschen ganz ähnliche Empfindungen für bestimmte Situationen haben: Sie haben einfach ähnliche Vergleichswerte im Gehirn abgespeichert.

Kulturelle Prägungen spielen ebenfalls eine wichtige Rolle, zum Beispiel in Bezug auf Musik. Ich beispielsweise bin mit der Musik von Johann Sebastian Bach aufgewachsen und liebe sie sehr. Wenn ich ein Stück von Bach höre, bereitet mir das stets gute Gefühle, während ich etwa eine Peking-Oper nicht gerade als angenehm empfinde. Für einen Chinesen, der mit dieser sehr anderen Art von Musik vertraut ist, wird das vermutlich ganz anders aussehen. Für ihn könnte Bach verwirrend sein und vielleicht sogar unangenehme Gefühle auslösen. Damit wird auf dieser Ebene die rein körperliche Gefühlswahrnehmung bewertet.

»Erfahrungen sind keine Gefühle, sondern Datenmuster.«

Haben wir bisher darüber gesprochen, wie Gefühle auf körperlicher Ebene wahrgenommen werden, so kommt mit unseren Erfahrungen und dem durch sie geprägten kulturellen Hintergrund nun eine andere Ebene hinzu. Diese Erfahrungen sind nämlich eine unbewusste Entscheidungsgrundlage für die Unterteilung in angenehme und unangenehme Gefühle. Allerdings sind sie selbst keine Gefühle, hier müssen wir sauber trennen. So ist beispielsweise die Erfahrung, einmal geliebt geworden zu sein, nicht identisch mit dem Gefühl der Liebe. Genauso ist die Erinnerung an eine angstvolle Situation nicht die Angst selbst. Das kann sie schon deshalb gar nicht sein, weil Gefühle sich immer auf die Gegenwart beziehen.

Erfahrungen sind daher eher mit Datenmustern oder Gedankengebilden zu vergleichen. Unser Gehirn speichert diese Muster und gleicht sie gegebenenfalls mit neu hinzukommenden Erlebnissen und deren Mustern ab, um mögliche Parallelen zu ziehen. Im Prinzip ist es ähnlich wie bei einem Konzertmitschnitt, bei dem es sich ja auch nicht um das Konzert selbst, sondern letztlich nur um die technische Aufzeichnung und Speicherung von Schwingungen handelt.

## Gefühle entstehen im Körper, nicht im Kopf

Nichtsdestotrotz entscheidet nicht nur das Gehirn aufgrund vorliegender Datenerfahrungsmuster darüber, ob wir etwas als angenehm oder unangenehm empfinden. Neuere Befunde zeigen, dass auch auf körperlicher Ebene grundlegende Vorentscheidungen getroffen werden. Das hängt beispielsweise damit zusammen, ob von außen kommende Schwingungen für uns einen harmonischen oder einen nicht harmonischen Charakter besitzen – was mit den Erfahrungen wenig zu tun hat. Vielmehr spielen hierbei die rein physikalischen Eigenschaften der von uns wahrgenommenen Schwingungen die entscheidende Rolle. Harmonische Schwingungen empfinden wir als angenehm. Sie befinden sich in einer inneren, sinnvollen und aufeinander abgestimmten Ordnung: Sie wirken beruhigend oder anregend auf uns. Nicht harmonische oder gar chaotische Schwingungsmuster hingegen stören die zuvor geordnet ablaufenden Lebensvorgänge. Wir erleben sie als unangenehm und damit auch beunruhigend. Man findet vergleichbare Erscheinungen übrigens auch im Tierreich, beispielsweise wenn Tiere auf Schwingungen der Erde reagieren und vor einem Vulkanausbruch rechtzeitig das Weite suchen.

Im medizinischen Versuch lassen sich diese Zusammenhänge anhand der natürlichen Herzschlagschwankungen, der sogenannten Herzratenvariabilität, nachweisen und messen. Mittels eines speziellen medizinisch-akustischen Systems können Geräusche entweder mit harmonischen oder nicht harmonischen Welleneigenschaften ausgesandt werden. Beim Umschalten kann man den Unterschied nicht nur hören, sondern auch objektiv eine »Verstressung« der Herzratenvariabilität messen (siehe auch Seite 171). Anders gesagt: Wir können mit diesem Gerät durch die wiederholte Aussendung harmonischer Schallwellen messbar die innere Anspannung eines Menschen senken – oder natürlich umgekehrt mit unharmonischen Wellen Stress erzeugen. Die Auswirkungen zeigen sich zum Beispiel über die Aktivität des Sympathikus und des Parasympathikus, also der beiden Bestandteile des vegetativen Nervensystems, die – vereinfacht gesagt – für Anspannung und Beruhigung zuständig sind. Ein gestärkter Parasympathikus bewirkt, dass wir entspannter sind, während der Sympathikus sowohl im positiven als auch im negativen Sinne für Aktivität steht. Interessant dabei ist, dass sich diese Unterschiede in der Herzratenvariabilität auch messen lassen, wenn man den Betreffenden an eine angenehme oder eine unangenehme Begebenheit denken lässt.

»Gefühle besitzen die gleichen Eigenschaften wie elektromagnetische Wellen: Sie schwingen.«

Wenn wir uns also genauer damit befassen wollen, warum Gefühle nicht einfach nur irgendetwas nicht Fassbares und Merkwürdiges sind, sollten wir zurückkommen zu dem Vergleich mit elektromagnetischen Wellen und ihren Eigenschaften. Denn diese gleichen denen der Gefühle. Ein Gefühl, das wie eine Schwingung auf die Nervenzellen unserer Körperoberfläche trifft, kann dort erkannt und im Gehirn mit seinem Abbild als Erinnerung oder Erfahrung gespeichert werden. Den entsprechenden Speicherplatz nennen wir Gedächtnis.

Wurde ein Gefühl dort gepeichert, steht es für Vergleiche mit bereits vorher gesicherten Daten zur Verfügung. Das Gehirn kann dann gewissermaßen nachschauen, ob bereits ähnliche Schwingungsmuster gespeichert wurden und ob der aktuelle physikalische Gesamteindruck an der Körperoberfläche durch diese Muster bestätigt werden kann. Kurzum: Gibt es bereits gute oder schlechte Erfahrungen mit eben jenem Schwingungsmuster, das gerade zur Prüfung eingesandt wurde?

Dass Grundgefühle ursprünglich im Körper entstehen und das Gehirn erst danach die Vergleiche mit früheren Ereignissen anstellt, gilt für alle Gefühle, die uns von außen erreichen. Es gibt jedoch auch Gefühle, die von innen nach außen entstehen, beispielsweise wenn wir ein älteres Foto betrachten, das uns rührt. So ein Gefühl bezieht sich primär auf frühere Abspeicherungen im Gedächtnis. Das heißt nicht, dass wir es dort spüren, sondern dass der Prozess in umgekehrter Richtung läuft. Die alten Informationen werden vom Speicherplatz in unserem Kopf gelesen und danach an unseren Körper gesandt. Erst dort können wir das eigentliche Gefühl empfinden und es auch nach außen abstrahlen, sodass es auch von anderen wahrgenommen werden kann. Auf diese Weise lassen sich »alte« Gefühle wieder in die Gegenwart transportieren.

Vergleichen wir das Ganze noch einmal mit einem elektronischen Datenträger, beispielsweise einer CD. Auf dieser CD mag ein Mitschnitt eines großartigen Konzertes gespeichert sein. Dennoch lässt uns das reine Betrachten des Datenträgers zunächst vollkommen kalt. Ohne Wiedergabegerät können wir die Information darauf nicht entschlüsseln. Erst wenn wir die Möglichkeit haben, die Musik auf der CD sinnlich wahrzunehmen, können wir auch zutiefst berührt von ihr sein.

»Unser Körper ist ein Wiedergabegerät für unsere Gefühle – wie ein CD-Spieler für eine CD.«

Genauso ist es mit unseren Gefühlen. Für sie ist dieses Wiedergabegerät unser Körper. Den Speicherplatz im Gehirn können wir nicht »empfinden«. Ein echtes Gefühl entsteht erst dann, wenn Schwingungen in unserem Körper entsprechende Nervengeflechte ansprechen – genauso wie unsere Augen erst durch Licht und unsere Ohren durch Geräusche in Erregung versetzt werden. Das

Gehirn ist also die Datenbank, in der Informationen über Gefühle und Gefühlsmuster gespeichert sind und miteinander verglichen werden können – jedoch ausschließlich auf Datenebene. Für die körperliche Empfindung dessen, was wir unter Gefühl verstehen, benötigen wir die entsprechenden Nervengeflechte.

### Neue Chancen für die Medizin

Diese Erkenntnis wird mittlerweile durchaus auch in der traditionellen Medizin genutzt, man denke etwa an körperorientierte Psychotherapie. Trotzdem werden Spiegelneuronen, jene Nervenstrukturen, die die Empfindungen anderer Menschen empfangen können, immer noch ausschließlich im Kopf vermutet. Die Erkenntnis, dass in Wirklichkeit unser Körper der Ort der Gefühle ist, muss sich erst noch durchsetzen, wozu dieses Buch seinen Beitrag leisten möchte.

Nicht zuletzt ist dieser Ansatz auch geeignet, um die scheinbaren Gegensätze zwischen westlicher und fernöstlicher Medizin zu überbrücken. Letztere weiß seit Jahrtausenden, dass ein zufriedener Mensch gesünder und damit wohl auch länger lebt. Diese Erkenntnis kann über die Arbeit mit den Gefühlen auch in unsere klassische medizinische Sichtweise Eingang finden und die häufig zu stark an Beschwerden orientierte Schulmedizin erweitern, indem sie dem Menschen Heilungsmöglichkeiten aus sich selbst heraus an die Hand gibt.

## Die Botschaft der Gefühle

Aus der Tatsache, dass sich Gefühle in zwei Qualitäten – angenehm und unangenehm – unterscheiden lassen, können wir einen weiteren wichtigen Schluss ziehen: Gefühle führen quasi gesetzmäßig immer zu zwei qualitativ gegensätzlichen Reaktionen.

## Angenehme Gefühle führen zu Entspannung und Wohlbefinden

Angenehme Gefühle enthalten immer die Botschaft, dass gerade alles in Ordnung ist. Wir wissen ohne nachzudenken, dass wir nichts verändern oder bekämpfen müssen. Das entspannt uns und führt zu einem tiefen Wohlbefinden.

Wenn wir davon ausgehen, dass wir eine bestimmte Menge an Lebensenergie in uns tragen, sehen wir, dass die Empfindung angenehmer Gefühle zur Förderung der eigenen Persönlichkeit beiträgt – und dadurch letztlich auch zur Entwicklung anderer Menschen. Somit sind angenehme Gefühle eine, wenn nicht sogar die wichtigste Voraussetzung zur freien Entfaltung. Sie lassen uns freudig in die Zukunft schauen, geben uns Energie, um unsere Möglichkeiten nach Kräften zu nutzen und andere zu ermutigen, es uns gleich zu tun. Dass sich dies natürlich auch auf unsere Gesundheit und unser körperliches Wohlbefinden positiv auswirkt, versteht sich beinahe von selbst.

Daran zu arbeiten, überwiegend angenehme Gefühle zu empfinden ist somit durchaus eine Grundhaltung, die uns durchs Leben tragen kann. Das Schlimmste, was dabei passieren kann, ist im Grunde, dass sich gar nichts ändert. Das allerdings ist nicht sehr wahrscheinlich. Und wenn es doch einmal passiert, ist es nicht automatisch schlimm. Denn bisweilen ist ja auch alles gut so, wie es ist, und wir brauchen zumindest für den Moment keinerlei Veränderung.

Historisch gesehen gibt es im gesellschaftlichen Sinne wahre Zeitalter guter Gefühle, Epochen, in denen die Kultur und das Leben aufblüh(t)en. Die Schaffung materieller Werte wurde und wird in diesen Zeiten zu einer schönen »Nebensache« des guten Befindens der Menschen, die in ihr leb(t)en. Eigentlich ging und geht es diesen Menschen neben der Entfaltung ihrer Persönlichkeit auch um den Erhalt der Gemeinschaft. Ob wir uns derzeit in einem solchen Zeitalter befinden, mag jeder für sich entscheiden.

## Unangenehme Gefühle können auf Dauer krank machen

Unangenehme Gefühle vermitteln genau die entgegengesetzte Botschaft. Sie sagen uns klipp und klar, dass es so, wie es ist, nicht bleiben kann. Ihre Nachricht lautet: Veränderungen sind jetzt (über-)lebenswichtig. Wenn wir nicht kurz- oder mittelfristig tätig werden, wird das unser Leben über Gebühr belasten und weitere unangenehme Gefühle auslösen – die uns letztendlich sogar krank machen können.

Unangenehme Gefühle sind somit nur auf den ersten schnellen Blick »schlechte« Gefühle. Sie sind vielmehr überaus wertvoll, richtungsweisend und damit auch lebensfördernd. Natürlich müssen wir für Veränderungen oft kämpfen, und Kampf bedeutet immer auch die Gefahr einer Niederlage. Das ist der Grund, warum wir häufig eher den Rückzug oder die Flucht wählen. Allerdings führt dies in der Regel nicht zu einer Verbesserung der Situation. Wenn sich unsere Lebensenergie nur noch auf Rückzug und Flucht, also auf Verteidigung richtet, wird es sogar richtig kritisch. Im besten Falle gelingt es dadurch gerade einmal, den aktuellen Stand zu halten. Oft jedoch verschlechtert sich die Situation noch weiter. Für eine Entfaltung der in uns schlummernden Möglichkeiten bleibt damit keine Energie mehr übrig. Das ist der Punkt, an dem sich Depressionen, Burn-out und ähnliche Krankheiten entwickeln.

> »Auch unangenehme Gefühle sind wertvoll, richtungsweisend und lebensfördernd.«

Die Zeit, in der wir aktuell leben, ist stark von solchen Rückzugsgefechten geprägt. Wir leben den Widerstreit der Gefühle. Viele Menschen empfinden Unsicherheit und Angst, ohne dass ihnen klar wird, wovor sie sich eigentlich fürchten. Oft scheint es dabei um Wohlstandssicherung zu gehen, um die Angst davor, etwas abgeben zu müssen. Angst wird biologisch ja immer dann aktiv, wenn der Lebensraum und letztendlich das Leben selbst in Gefahr erscheint – unabhängig davon, ob die Wahrscheinlichkeit dafür groß oder klein ist. Um das zu verstehen, müssen wir uns an den Schwarz-Weiß-Charakter der Angst erinnern. Es gibt bei ihr scheinbar nur entweder oder – und wenn wir auf dieser Ebene verharren, geraten wir automatisch in den ständigen Kampfzustand und verlieren den Kontakt zum eigentlichen Leben, zur Entfaltung unserer Persönlichkeit, zur Möglichkeit des eigenen Wachstums.

Wenn wir dagegen verstehen, wie Gefühle funktionieren, welchen Gesetzmäßigkeiten sie folgen und wie wir mit ihnen arbeiten können, haben wir auch die Möglichkeit, häufiger in eine entspannte Position zu kommen, in der wir uns und der Welt Gutes tun können. Letztlich sitzen wir alle in einem Boot und gehen gemeinsam unter – oder einer frohen Zukunft entgegen.

Wenn unser Handeln mit angenehmen Gefühlen einhergeht, führt das automatisch zu einem sinnerfüllteren Leben. Dabei bezieht die persönliche Sinnerfüllung immer das Wohl des Menschen neben uns mit ein, denn ein echtes Wohlbefinden auf Kosten anderer gibt es nicht. Anders ausgedrückt erleben wir unser Leben dann als sinnvoll, wenn uns unser Handeln angenehme Gefühle vermittelt.

## Warum es starke und schwache Gefühle gibt und warum uns auch ein angenehmes Gefühl manchmal überfordert

»Ich kippe gleich um vor lauter Glück«. Was eigentlich nur ausdrücken soll, dass wir vor lauter Glück gar nicht wissen, wohin mit unserem Gefühl, hat einen durchaus konkreten Hintergrund. Es kommt nämlich nicht nur in absoluten Ausnahmefällen vor, dass der Empfänger einer glücklichen Nachricht davon derart getroffen wird, dass er sie erst einmal nicht verkraften kann oder sogar tot umfällt (Letzteres ist zum Glück nicht so häufig und sollte uns vor allem nicht davon abhalten, nach dem Glück zu streben). Im Hinblick auf die Frage nach der Bedeutung der Stärke unserer Gefühle ist das durchaus bemerkenswert.

Ein anderes Beispiel für dieses Phänomen sind die sprichwörtlichen Freudentränen. Auch wenn wir Tränen im ersten Augenblick eher mit unglücklichen Situationen verbinden, können sie genauso fließen, wenn man etwas Wunderbares erlebt.

Grundsätzlich lässt sich die Stärke eines Gefühls mit der Höhe einer physikalischen Schwingung vergleichen und als eigene Größe auch medizinisch nutzen. Die Stärke eines physikalischen Reizes, in diesem Fall eines Gefühls, entscheidet mit darüber, ob wir nutzbringend damit umgehen können. So kann ein starkes Gefühl für sich genommen, unabhängig von seinem Inhalt, für uns zuträglich sein oder nicht – so wie es eben der Fall ist, wenn man vor Glück umkippt.

Bisweilen ist die Stärke eines Gefühls aber auch so niedrig, dass wir es entweder gar nicht oder nur unterschwellig wahrnehmen. Wir empfinden es dann als verschwommen und es erreicht zum Teil nur unser Bewusstsein. Allerdings ist auch in diesem Fall die Reaktion des vegetativen Nervensystems an der Veränderung der Regulation messbar, etwa über die Herzratenvariabilität.

Wenn das Gegenteil eintritt und jemand vor Glück fast umfällt, wurde die Regulationsfähigkeit dieser Person eindeutig überschritten. Allerdings lässt sich kaum vorhersagen, wann diese kritische Schwelle überschritten wird. Trotzdem sollte man sich dieses Effekts bewusst sein, bevor man schwerkranken oder anderweitig geschwächten Menschen eine aufregende Nachricht überbringt. Dies sollte, wenn überhaupt, nur in wohl dosierten Schritten und mit großer Vorsicht geschehen. Wenn ein Arzt zu den Angehörigen eines Patienten sagt, dass jede Aufregung jetzt zu viel wäre, meint er das ernst und bezieht es auch auf vermeintlich positive Aufregung. Da aber gute Nachrichten auf der anderen Seite auch helfen können, neue Zuversicht zu entwickeln, muss in jedem Einzelfall bewusst entschieden werden.

## Intensität und Inhalt

Wie wir gerade gesehen haben, hängen Stärke und Inhalt von Gefühlen eigentlich nicht miteinander zusammen. Die Stärke ist eine eigene physikalische Größe, die auch ihre eigene Wirkung besitzt. Gleichwohl unterscheiden wir im Alltag nicht zwischen diesen beiden Größen und verbinden sie gewissermaßen miteinander, sodass sich eine empfundene Einheit bildet. Konkret heißt das: Sowohl angenehme als auch unangenehme Gefühle erscheinen uns allein dadurch intensiver, wenn ihre Stärke zunimmt. Das allerdings ist ein Trugschluss. Die angenehme oder unangenehme Botschaft eines Gefühls wird durch seine Stärke nicht angenehmer oder unangenehmer, sondern einfach nur eindrücklicher. Wir können beispielsweise einer geliebten Person das Gefühl unserer Liebe mitteilen. Diese Aussage wird nicht stärker, wenn wir sie herausschreien. Das Gefühl der Liebe ist gleich stark, egal wie laut wir es ausdrücken. Es kommt beim Adressaten allerdings intensiver an. In manchen Situationen ist es daher sehr sinnvoll, sich vorher zu überlegen, wie man ein Gefühl ausdrückt. Bisweilen übersteigert die Stärke den eigentlichen Inhalt eines Gefühls. Das sind dann die Momente, in denen wir hinterher sagen müssen: »Moment, so hab ich es doch gar nicht gemeint.«

Ein anderes Beispiel ist die Weitergabe eines Gefühls, bei dem sich die Stärke in der Regel abschwächt. Wenn das Meerschweinchen eines Kindes gestorben ist, wird das bei ihm Trauer auslösen. Es wird bitterlich weinen, weil es einen vertrauten Freund verloren hat. Erzählt uns dieses Kind von seinem Verlust, erfahren wir durch das Schwingungsmuster »Trauer« auch von diesem Gefühl – da es sich nicht um unser eigenes Haustier handelt jedoch in einer weitaus leichteren Intensität. Der Inhalt, der Charakter der Gefühlsbotschaft, also »Trauer«, bleibt bei beiden Adressaten der gleiche. Er ist unabhängig von der Stärke der Empfindung, die im Gegensatz dazu sehr unterschiedlich ausfällt. Letztlich berührt die Gefühlsstärke drei Bereiche der Arbeit mit den Gefühlen:

- **Die Schwelle zur Wahrnehmung von Gefühlen:** Diese Schwelle entscheidet, ob die Stärke eines Gefühls ausreicht, damit es uns bewusst wird, oder ob es so schwach ist, dass unser Unterbewusstsein glaubt, allein damit fertig zu werden.
- **Die Intensität des Gefühls selbst:** Sie vermag nicht nur einfach die Wahrnehmungsschwelle zu überschreiten, sondern kann uns bei großen Stärken auch überfordern. Das sind die Fälle, in denen Menschen, wenn sie eine positive Nachricht erhalten, vor lauter Glück tot umfallen.
- **Die Konsequenzen für den einzelnen:** Wir lernen, Zusammenhänge besser zu verstehen und können uns dadurch selbst besser auf die Schliche kommen. Wir finden dann beispielsweise heraus, weshalb ein bis dahin unerklärlich hoher Blutdruck entstand, oder welche Hintergründe es für eine Zuckerkrankheit oder die ewige Schlaflosigkeit mit nachfolgender Erschöpfung gibt. Das ist für uns Mediziner ebenso interessant wie für alle anderen.

## Warum manches Gefühl erst in der Wiederholung schwierig wird

Marion und Christian waren nach außen das perfekte Paar. Andere beneideten sie um ihre gemeinsamen Interessen, darum, wie sie sich trotz der Kinder die Möglichkeit erhalten hatten, noch etwas zusammen zu unternehmen. Umso größer war der Schock im Freundes- und Bekanntenkreis, als Marion und Christian plötzlich ihre Trennung bekanntgaben. Auf Nachfrage meinten beide, es seien die kleinen immer wiederkehrenden Gemeinheiten und Respektlosigkeiten gewesen, die sie mit der Zeit mürbe gemacht hatten, und die beide nicht mehr länger akzeptieren wollten.

Was an diesem Beispiel, das so oder ähnlich vielleicht mancher aus seinem eigenen Freundeskreis kennt, deutlich wird, ist, dass die Frage der Gefühle nicht nur mit der Bewertung des Gefühls an sich und mit seiner Stärke zu tun hat, sondern auch damit, wie häufig wir das gleiche Gefühl durchleben (müssen).

Tatsächlich ist es so, dass die Wirkung von Gefühlen, die sich entweder ständig wiederholen oder über einen sehr langen Zeitraum anhalten, immer stärker und intensiver wahrgenommen wird, weil sie zunehmend die vegetativ-autonome Regulation beansprucht. Das kann bisweilen soweit führen, dass diese auf Dauer komplett überfordert ist und es deswegen zu gesundheitlichen Problemen kommt.

Sucht ein Mensch, dem dies widerfährt, einen Arzt auf, wird er dort in der Regel zunächst über einzelne Begebenheiten berichten, die für sich genommen nicht zwingend auf krankheitsauslösende Momente schließen lassen und kaum dramatisch erscheinen. Der seelisch-gesundheitliche Zusammenhang häufiger Wiederholungen jedoch, der meist erst auf den zweiten Blick sichtbar wird, macht dann jedoch deutlich, wo der Hase im Pfeffer liegt.

Was vermutlich auch jeder kennt, sind Situationen, in denen Menschen auf scheinbar unbedeutende kleine Auslöser mit einer ungewöhnlich starken emotionalen Reaktion antworten. In diesen Fällen ist die Wahrscheinlichkeit sehr hoch, dass es eine Vorgeschichte mit ewigen Wiederholungen der gleichen Konflikte und Gefühle gibt – so wie bei Marion und Christian. Jedes Paar hat ab und zu Streit und Meinungsverschiedenheiten. Genauso sagt jeder Mensch zu einem geliebten Menschen bisweilen Dinge, die sie oder er im Nachhinein besser heruntergeschluckt oder wenigstens achtsamer formuliert hätte. Wirklich bedrohlich werden diese Vorkommnisse für eine Partnerschaft erst durch die ständige Wiederholung. Der amerikanische Paarforscher John M. Gottman hat diese Mechanismen in seinem Buch »Die sieben Geheimnisse der glücklichen Ehe« sehr gut beschrieben: Kleine, sich jedoch stetig wiederholende emotionale Nadelstiche können zu einer großen emotionalen Last werden, die im Endeffekt nicht selten zu einer Trennung führt.

## Steter Tropfen höhlt den Stein

Wir haben es bei der Wiederholung also mit einem Verstärkungseffekt zu tun, für den die Voraussetzung gelten muss, dass der Charakter des betreffenden Gefühls, also sein Schwingungsmuster, unverändert bleibt. Genauso muss das Vorzeichen »angenehm« oder »unangenehm« gleich bleiben, um besagten Verstärkungseffekt hervorzurufen.

Auch wenn es wie im Beispiel von Marion und Christian zunächst so scheint, als wäre die stetige Wiederholung eines Gefühls und die Verstärkung des Schwingungsmusters im Gedächtnis ein Problem, sei an dieser Stelle darauf hingewiesen, dass sich genau daraus auch positive Folgen ergeben können. Das Gleichbleiben der Schwingungsmuster führt schließlich auch dazu, dass Gefühle leichter wiedererkannt werden können. Wenn sich ein Schwingungsmuster also häufig wiederholt und dabei den abgespeicherten Mustern ziemlich exakt gleicht, können wir uns leichter und genauer erinnern. Das kann zum Beispiel in der Eltern-Kind-Beziehung eine positive Rolle spielen: Kinder empfinden bisweilen durchaus vielfältige Gefühle, die von außen schwer zu deuten sind. Die Eltern (oder eine andere nahestehende Person) aber sind dank häufiger Wiederholungen in der Lage, die Informationen trotzdem zu entschlüsseln. Das hilft ihnen, die Gefühle ihres Kindes besser wahrzunehmen und es dabei zu unterstützen, mit der Ursache derselben besser umzugehen.

Denken wir in diesem Zusammenhang noch einmal an unser Paar: Welchen Vorteil könnten die beiden gehabt haben, wenn sie um die Bedeutung von Wiederholungen gewusst hätten? Nun, sie hätten sich dadurch erarbeiten können, wie sie mit der Tatsache umgehen wollen, dass es immer wieder zu einem solchen Gefühlsausbruch kommt. Voraussetzung dafür wäre natürlich, dass beide gewillt sind, die Erkenntnis über die negativen Auswirkungen der ständigen Sticheleien anzunehmen und sich selbst größere Achtsamkeit zu verordnen. Wenn sie die Zusammenhänge erkannt hätten, könnten sie vereinbaren und lernen, zukünftig auf die kleinen Spitzen zu verzichten und sich gegebenenfalls gegenseitig darauf aufmerksam zu machen, wenn es wieder einmal vorkommt.

»Verstärkung durch Wiederholung sorgt auch dafür, dass wir an einem Gefühl gezielter arbeiten können.«

Auch beim Umgang mit Ängsten ist die Erkenntnis über den Wiederholungseffekt hilfreich. Das sich immer wiederholende Gefühl der Angst bei Prüfungen beispielsweise kann Hemmungen derart verstärken, dass tatsächlich Probleme mit dem eigentlich gut gelernten Stoff auftauchen. Es ist in einem solchen Moment gut, sich klar zu machen, dass die Angst ein Gefühl ist, das uns eigentlich nur vor körperlichen Gefahren bewahren will, hier jedoch übers Ziel hinausschießt. Denn eine Prüfung ist ja keineswegs lebensgefährlich. Sich das zu verdeutlichen, kann sehr wirksam helfen, Ängste abzubauen.

Von allein dagegen wird die Angst nicht verschwinden. Ist sie erst einmal aktiv, geht es ihr immer um alles oder nichts. Zum

Glück ist unser Verstand in der Lage, diesen Mechanismus zu erkennen und uns durch das Wissen zu schützen, dass unser Leben durch die bevorstehende Prüfung nicht wirklich bedroht ist – auch wenn es hinisichtlich der überschäumenden Gefühle auf den einen oder anderen in der Situation so wirken mag.

Abschließend lässt sich feststellen, dass sich wiederholende oder lang anhaltende Gefühle im wesentlichen drei Bereiche der Arbeit mit den Gefühlen berühren:

- Gleiche Gefühle können, vor allem zu Beginn, zunehmend und verstärkt wahrgenommen werden. Das wiederum führt nicht selten zu einer Überforderung, die wiederum Ursache für ernsthafte gesundheitliche Probleme sein kann.
- Die ständige Wiederholung oder das lange Anhalten eines Gefühls kann auf der anderen Seite aber auch dazu führen, dass wir gegenüber diesem Gefühl abstumpfen. Es wird dann langweilig und wir verlieren das Interesse daran, uns mit der Sache oder der Person zu beschäftigen, die das entsprechende Gefühl in uns ausgelöst hat.
- Folgerungen ergeben sich vor allem für Menschen, die oft und wiederholt miteinander zu tun haben. Wenn mindestens ein Beteiligter um die Zusammenhänge weiß, kann er dieses Wissen nutzbringend einsetzen und die Qualität der Beziehung nachhaltig verbessern.

## Gefühle sind kein Zufall

Wenn von Gefühlen die Rede ist, wird es meist ungenau. Alles fühlt sich »irgendwie« an, und auch wenn zwei oder mehr Menschen einem Gefühl den gleichen Namen geben, weiß doch niemand, ob sich das Ganze tatsächlich auch bei allen gleich anfühlt. Diese schwer fassbaren Eindrücke zu objektivieren und zu zeigen, wie man produktiv damit arbeiten kann, ist Ziel dieses Buches. Dazu gehört auch, aufzuzeigen, dass unser Gefühlsleben keineswegs in dem Maße dem Zufall unterliegt, wie wir es gerne glauben. Vielmehr folgen auch unsere Gefühle gewissen Gesetzmäßigkeiten – und sie lassen sich sogar messen.

Tatsächlich ist es so, dass Gefühle mehrere Eigenschaften besitzen, die – unter Einhaltung gleicher Voraussetzungen – zu den immer gleichen und vorhersehbaren Reaktionen führen. Das bedeutet, dass Gefühle und ihre Beeinflussung Regeln unterliegen. Helfen kann ein Blick in die Philosophie, wo es durchaus üblich ist, gedankliche Modelle auf ihre Anwendbarkeit und Richtigkeit zu überprüfen.

Für mich als Arzt ist dabei vor allem eins entscheidend: Wenn Gefühle solchen Gesetzmäßigkeiten unterliegen, ist es möglich, recht verlässliche Voraussagen darüber zu treffen, welche Reaktionen bei einem Menschen zu erwarten sind. Woraus sich wiederum Schlussfolgerungen ziehen lassen. Der bewusste Umgang mit Gefühlen eröffnet also auch in der Medizin neue Möglichkeiten und kann damit von interessierten Ärzten und Therapeuten praktisch genutzt werden.

Ein Beispiel für eine solche Gesetzmäßigkeit liegt etwa in dem häufig gehörten Satz: »Ich werde niemals so wie meine Mutter/mein Vater!« Dieser weitverbreitete Vorsatz wird im Laufe eines Menschenlebens recht zuverlässig dazu führen, dass die betreffende Person, die ihn sagt, genau die ungeliebten Eigenschaften der Mutter oder des Vaters übernehmen wird und so ihrem eigenen Bestreben entgegenwirkt.

Die Regel, mit der wir es hier zu tun haben, lautet:

- Je mehr wir einen Sachverhalt, der mit unangenehmen Gefühlen verbunden ist, zu bekämpfen versuchen, desto weniger können wir diesen Gefühlen letztendlich entkommen und desto fester werden wir mit ihnen verkettet sein.

- Gelingt es uns hingegen, angenehme Gefühle mit Personen, Sachverhalten oder Begebenheiten zu verbinden, sind wir in zunehmendem Maße frei, uns ihrer zu erinnern und damit in Kontakt zu treten. Wir sind vor allem frei, es dann zu tun, wenn es uns sinnvoll oder nützlich erscheint. Man kann dafür zum Beispiel ein Ritual entwickeln – damit wird vielleicht auch deutlicher, was an dieser Stelle gemeint ist. Für das Verhalten bezogen auf Mutter oder Vater könnte man folgende Aussage verinnerlichen: »Ich achte und respektiere dich, meine Mutter/mein Vater, mit all deinen Eigenschaften. Sie sind Teil deines Lebens. Für alle Eigenschaften von dir, die mich stärken, bin ich dir von ganzem Herzen dankbar. Alle schwierigen Eigenschaften von dir, die mir in meinem Leben nicht helfen, übergebe ich dir in Respekt und Achtung vor deinem Leben zurück.«

»Je deutlicher jemand den Dank, die Liebe und den Respekt gegenüber einer oder mehrerer Personen in sich spüren kann, desto freier wird dieser Mensch seinen Lebensweg beschreiten können.«

Das Thema Familie ist überhaupt ein gutes Beispiel für die Gesetzmäßigkeiten von Gefühlen, man denke nur an Geheimnisse, die es in fast jeder Familie in größerem oder geringerem Umfang gibt. Solche Familiengeheimnisse sind meist von Tabus geprägt und von schwierigen Gefühlen umrankt. In der Regel geht es um »dunkle« Dinge, über die innerhalb der Familie am besten niemals gesprochen werden darf. Das Betrübliche daran ist: Obwohl alles totgeschwiegen wird, wirken diese Geheimnisse tief in die Familie hinein – immer negativ, im extremsten Fall bis hin zu tödlichen Familienfehden, zumindest aber so weit, dass bestimmte Familienmitglieder nicht mehr miteinander reden. Höchstens reden sie noch übereinander, dann aber sicher auch nicht positiv.

Die unangenehmen Gefühle krallen sich regelrecht an dem einstmaligen Auslöser der Streitigkeiten fest – ein Prinzip, das nicht nur für Familien gilt, sondern für alle Gruppen: Schwierig-belastende Gefühle bleiben solange lebendig und beeinträchtigen die nachfolgenden Generationen, bis jemand bereit ist, alles ans Licht zu bringen und die auf diesen Sachverhalt gerichteten Gefühle aufzulösen. Erst dann ist Versöhnung möglich. Das gilt für die Familiengeheimnisse und -streitigkeiten so gut wie für Verbrechen gegen die Menschlichkeit, die große Gruppen von Menschen betreffen.

Erst nach der Auflösung ist wieder Platz, angenehme Gefühle mit dem Sachverhalt zu verbinden, und die davon betroffenen Menschen werden wieder frei. Letztlich geht es dabei immer um Vergebung, Versöhnung und Barmherzigkeit.

»Gerechtigkeit ist wichtig,
doch die Befreiung von schwierigen Gefühlen
führt uns eine Stufe höher: zur Vergebung.«

Vergebung ist mehr als Gerechtigkeit, diese stellt gewissermaßen nur die Vorstufe für jene dar. Sicher ist es hilfreich, nach Gerechtigkeit zu streben. Wir sollten jedoch wissen, dass sie allein weder die angenehmen Gefühle bringt noch von den schwierigen Gefühlen gegenüber dunklen Begebenheiten befreit. Die Geschichte ist voll von Beispielen über gelungene und verfehlte Vergebung, und wir erleben immer wieder, wie verdrängte Probleme dieser Welt wieder auf die zurückfallen, die sie verdrängen.

Es gibt in der Medizin bereits Ansätze, die versuchen, solche Gesetzmäßigkeiten anzuwenden – wenn auch vielleicht nicht immer im vollen Bewusstsein der Regeln, die dahinterstecken. Vor allem die Traumatherapie macht sich diese Dinge zunutze. Wenn der Inhalt einer schädigenden Gewalteinwirkung bekannt ist, versucht man, den Patienten innerlich auf den »furchtbaren Sachverhalt« auszurichten und gleichzeitig den inneren Energiezustand zu erhöhen. Damit lässt sich die Verbindung zwischen einem Gefühl und dem damit verbundenen Sachverhalt erst lockern und schließlich ganz auflösen. Methodisch werden dabei beispielsweise rasche Augenbewegungen (EMDR) eingesetzt, was nach vielen Erfahrungen dazu geeignet ist, den Energiezustand eines Patienten zu steigern. In Australien wandte eine Ärztin indische Heilmethoden an und erzielte damit sehr gute Ergebnisse in der Behandlung schwieriger Gefühlssituationen – bis hin zur Auflösung schwerer Gewaltfolgen. Ihre Patienten konnten nach der Behandlung an den vormals furchtbaren Sachverhalt denken, ohne dass erneut schwierige Gefühle auftauchten.

Darüber hinaus gibt es weitere Methoden, deren genaue Erläuterung an dieser Stelle zu weit vom eigentlichen Thema fortführen würde. Genannt werden sollten aber beispielsweise die psychotherapeutischen Ausrichtungen der Logotherapie nach Viktor E. Frankl, des katathymen Bilderlebens (siehe auch Seite 170) oder der Meridianenergietechnik. Darüber hinaus gibt es weitere alternative Heilweisen wie etwa die fernöstliche Pranaheilung, die zur Traumaauflösung effektiv eingesetzt werden kann.

## Das Ohm'sche Gesetz als Modell für den Umgang mit Gefühlen

Um ein wenig mehr zu verdeutlichen, wie konkret die Arbeit mit Gefühlen sein kann, bis hin zur Messbarkeit, möchte ich an dieser Stelle einen kleinen Exkurs in die Welt der Physik machen, genauer gesagt: zum Ohm'schen Gesetz des Widerstands.

Die naturwissenschaftlich interessierten Leser unter Ihnen erinnern sich vermutlich an einige Einzelheiten dieses Gesetzes betreffend. Ich möchte hier nun gemeinsam mit Ihnen allen versuchen, Ohms Theorie auf die Arbeit mit Gefühlen zu übertragen und an einigen Beispielen anzuwenden.

Erinnern wir uns zunächst daran, wie das entsprechende Gesetz in verschiedenen Schreibweisen lautet:

$$R = U:I \text{ beziehungsweise } U = RxI \text{ beziehungsweise } I = U:R$$

**R** steht dabei für den elektrischen Widerstand, **U** für die elektrische Spannung, **I** für die Stromstärke.

Nun erinnern wir uns wieder an das vorangegangene Beispiel mit den ungeliebten Eigenschaften von Mutter oder Vater, die wir plötzlich an uns selbst bemerken – vermutlich, weil wir sie ablehnen und bekämpfen. Dieses Beispiel lässt sich mit der Gleichung R = U:I beschreiben. Das bedeutet: Je größer der innere Widerstand R gegen die Eigenschaften von Mutter oder Vater ist, desto mehr steigt die innere (An-)Spannung U an und der innere (Lebens-) Fluss I nimmt ab. Gelingt es dagegen, den Widerstand in Zustimmung umzuwandeln und somit abzusenken, gilt das Gegenteil und die innere Anspannung würde ebenfalls sinken, während der innere Lebensfluss stiege. Der Effekt: Wir blieben länger und mit besserer Lebensqualität gesund.

Machen wir uns klar, worum es geht, auch wenn ich hier mit zunächst recht theoretisch anmutenden Bildern arbeite: Ein erster Schritt bei der Arbeit an unseren Gefühlen gegenüber den Eltern könnte sein, ihre guten und unterstützenden Eigenschaften bewusst und dankend anzunehmen. Diese Anteile sollten nicht vergessen werden, und da sie sich leichter mit guten Gefühlen verbinden lassen, ist es auch nicht so schwierig, sie zu akzeptieren. Die schwierigen Anteile wiederum können im Rahmen eines Rituals zurückgegeben werden, was mit etwas Übung wirklich gut funktioniert (siehe Seite 95 f.). Ziel sollte sein, sich auch angesichts des Vorhandenseins schwieriger, als nicht gut und förderlich empfundener Anteile immer im Bereich guter Gefühle zu bewegen. Das gelingt, wenn man sich gefühlsmäßig bewusst im Bereich von Respekt und Achtung verankert. Allein das führt schon dazu, dass sich der innere Widerstand (R) gegen die ungeliebten Eigenschaften genauso verringert wie die innere Anspannung (U). Gleichzeitig nimmt die Stärke (I), also der innere (Strom-)Fluss, zu und sorgt dafür, dass wir mehr Energie und Ausgeglichenheit besitzen.

»Innere Gefühlswiderstände funktionieren wie elektrischer Widerstand.«

Das mag im ersten Moment alles etwas abseitig klingen, spätestens jedoch, wenn ich in meinen Gefühlsseminaren konkret mit den Patienten mit dieser Gleichung arbeite, spüren alle, wie sehr diese Veränderungen des inneren Widerstands berühren und welche Erleichterung sie für den weiteren Lebensweg bereithalten. Es ist doch letztlich ganz einfach: Wir erreichen im Leben immer dann mehr und Besseres, wenn wir weniger Widerstand haben. Ist der Widerstand und damit unser Energieaufwand (zu) hoch, bleiben viele Ziele unerreicht oder werden unter deutlich größeren Schmerzen erreicht als notwendig.

Schauen wir uns das Ganze an einem weiteren konkreten Fall an, einem Beispiel, das die meisten von Ihnen so oder so ähnlich sicher aus ihrer eigenen Schulzeit kennen werden: Ein 15-jähriger Schüler kam im Englischunterricht immer ganz gut klar, mochte die Sprache und brachte auch gute Noten mit nach Hause. Seit einiger Zeit jedoch hatte er eine neue Englischlehrerin, gegen die er aus verschiedenen Gründen eine tiefe Abneigung empfand. Das Resultat: Die Noten waren in den Keller gerutscht, der Unterricht machte keinen Spaß mehr, der Schüler spürte plötzlich ein tiefes Unwohlsein, wenn er nur an die nächste Englischstunde dachte. Das alles fühlte er, auch wenn er es nicht so recht ausdrücken und benennen konnte, warum dieses Gefühl plötzlich vorhanden war. Diese Situation führte ihn dazu, sich gemeinsam mit mir der Arbeit an seinen Gefühlen zu widmen.

Lassen Sie uns auch hier wieder das Ohm'sche Gesetz anwenden: Wir können sagen, der Widerstand R gegenüber der Englischlehrerin ist sehr groß, was dazu führt, dass die innere Anspannung U des Schülers auf einen ungesunden Wert ansteigt. Beides führt zu einer Abnahme des inneren (Strom-)Flusses I, folglich also zu einer Verschlechterung – sowohl des Lerneffektes als auch der Noten in den Klassenarbeiten und auf dem Zeugnis.

### »Mit dem Ohm'schen Gesetz die Englischnote verbessern: Alles ist möglich!«

Es gibt theoretisch die Möglichkeit, an allen drei Punkten anzusetzen, praktisch wählten wir bei diesem Schüler folgende Variante: Arbeit direkt am Widerstand R. Dazu musste er sich klar machen, dass von vornherein ein unangenehmes, schwieriges Gefühl den Lernerfolg hemmte. Seine Aufgabe bestand nun darin, diesem schwierigen Gefühl andere, positive Gefühle an die Seite zu stellen, etwa die Erinnerung an frühere Erfolge in diesem Fach oder die im Grunde ja vorhandene Begeisterung für die englische Sprache. Dies gelang mit der Zeit immer besser, sodass der Schüler nach einer Weile gewissermaßen beide Gefühle nebeneinander oder auch gleichzeitig fühlte. Dadurch schaffte er es allmählich, sich auch während der Gedanken an die Lehrerin weiter im Bereich der angenehmen Gefühle aufzuhalten. Im selben Maße wie sich dadurch der innere Widerstand und die innere Anspannung minderte, stieg auch der Lernfluss und die Noten bewegten sich wieder in einen dem Können des jungen Mannes angemessenen Bereich.

Zugegeben: Der Schüler hatte bis zum Schluss doch einige Schwierigkeiten, dem theoretischen Konstrukt des Ohm'schen

Gesetzes für Gefühle voll und ganz zu folgen. Doch sah er sehr wohl den Effekt des schulischen Erfolgs und war daher auch überaus dankbar, sich auf dieses Experiment eingelassen zu haben.

In dieser Situation wären zwei weitere Ansätze denkbar gewesen. Letztlich kommt es darauf an, es überhaupt auszuprobieren und mit dem zu beginnen, von dem man sich den größten Erfolg verspricht.

- Zum einen ließe sich die Anspannung U mit Entspannungsübungen verringern, wodurch automatisch der innere Widerstand R abnähme und der (Lern-)Fluss anstiege. Im Grunde ist dies sogar die am häufigsten genutzte Möglichkeit, weil sie vergleichsweise schnell und unkompliziert anzuwenden ist. Darüber hinaus erfordert sie nicht, sich näher mit dem Sachverhalt und seinen Zusammenhängen zu beschäftigen. Entspannungsübungen als Hilfestellung sind allgemein akzeptiert, man muss sich für den Erfolg nicht zwangsläufig damit beschäftigen, was an Gefühlsarbeit dahintersteht.
- Zum anderen wäre es auch möglich, sich hinzusetzen und einfach wahnsinnig viel und intensiv zu lernen. In diesem Fall würde die innere Anspannung U zunehmen, was zu einer Senkung von R, dem inneren Widerstand führte. Es gibt durchaus Jugendliche, bei denen diese Taktik gut funktioniert.

## Weitere Gesetzmäßigkeiten

Die Arbeit mit dem Ohm'schen Gesetz ist nur ein besonders bemerkenswertes Beispiel dafür, wie wir unseren Gefühlen mit bestimmten Gesetzmäßigkeiten auf die Sprünge helfen können. Es gibt noch weitere regelhafte Zusammenhänge im Umgang mit ihnen. Dazu genügt beispielsweise ein Blick auf die Welt der Unternehmen: Seit geraumer Zeit wird in der Business-Literatur und in der Beratung immer stärker betont, wie wichtig es sei, neben der Bezahlung und den harten Leistungsanforderungen auf die sogenannten weichen Faktoren zu achten, etwa auf ein gutes Betriebsklima oder gute Arbeitsbedingungen. Gerade angesichts des demographischen Wandels und des Mangels an Fachkräften wird es für Firmen immer wichtiger, Mitarbeitern eine gute Arbeitsatmosphäre zu bieten und einen wertschätzenden menschlichen Umgang im Betrieb zu pflegen.

Je besser das Miteinander über alle Hierarchien hinweg gelingt, desto wohler fühlen sich die Mitarbeiter während der Arbeit – allein schon dadurch, dass sie sich überwiegend im Bereich angenehmer Gefühle aufhalten können. Sie sind weniger gestresst, bleiben länger gesund und nützen dadurch natürlich auch dem Betriebsergebnis mehr. Eine klassische Win-win-Situation, wenn man auf die Gesetzmäßigkeiten der Gefühle achtet.

> »Die Klarheit der Gefühle bringt Sicherheit für das Gegenüber – auch das ist eine Gesetzmäßigkeit.«

Ein weiteres, ebenfalls vielen von Ihnen so oder so ähnlich sicherlich bekanntes Beispiel zeigt, welche gesetzmäßige Verbindung zwischen der Klarheit auftretender Gefühle und dem Erkennungsaufwand des Gegenübers besteht. Anders gesagt und als Gesetzmäßigkeit formuliert: Je eindeutiger und klarer sich Ihre Gefühle äußern, desto einfacher und angenehmer ist es für Ihr Gegenüber, sie zu entschlüsseln und für sich anzunehmen.

Eines Tages betrat ein jüngerer Mann meine Praxis und klagte mir sein Leid. Wie sich herausstellte, ging es ihm darum, dass er noch immer nicht die richtige Partnerin fürs Leben getroffen hatte. Nun suchte er die Gründe dafür. Er hatte zwar bereits einige Anläufe unternommen, bisher war jedoch nie etwas Ernstes daraus geworden. Der Mann mutmaßte, dass es irgendwie mit seiner Person zusammenhängen musste, dass es nicht klappen wollte. Aber was genau war der Grund?

Irgendwann im Lauf der Therapie half uns das Schicksal – ganz einfach, indem es ihn einer Frau begegnen ließ, die ihn offenbar bis ins Innerste traf. Mitten ins Herz, wie es so treffend heißt. Im Gespräch formulierte er mir gegenüber seine Unsicherheit: Konnte das überhaupt sein? Schließlich habe er so ein Gefühl bisher noch nie empfunden.

Es stellte sich dann jedoch recht schnell heraus, dass er sich und seiner Gefühle für diese Frau auf eine Art und Weise sicher war, dass die Frage nach ihrer Echtheit nur formalen Charakter haben konnte. Als der Mann diese innere Klarheit gewonnen hatte, sah er sich in der Lage, der Frau seines Herzens mit tiefer Liebe und einer ihm bis dahin unbekannten Zielstrebigkeit zu begegnen. Mit Erfolg. Die junge Frau zeigte sich davon so beeindruckt, dass die beiden noch heute ein glückliches Paar sind.

Man erkennt an diesem Beispiel gut die Gesetzmäßigkeit, die meinen Patienten zunächst an seinem Glück hinderte, es dann aber quasi automatisch herbeiführte. Wie lautet also der Appell, den man demzufolge formulieren kann? Ganz einfach: Seien Sie klar in Ihren Gefühlen! Umso leichter fällt es Ihren Mitmenschen, ebenso klar zu reagieren.

### »Auch Massenphänomene unterliegen den Gesetzmäßigkeiten der Gefühle.«

Wenn man einen Blick auf typische gesellschaftliche oder politische Massenphänomene wirft, erkennt man schnell, dass auch diese immer ähnlich und nach bestimmten Gesetzmäßigkeiten ablaufen, weil stets die gleichen Gefühle eine Rolle spielen. Einfach ausgedrückt: Kommen mehrere Menschen zusammen, die spontan oder geplant gemeinsam angenehme Gefühle erleben, kann sich dies durch die Erscheinung des Mitschwingens, der Resonanz immer weiter verstärken. In der Folge entstehen auf der einen Seite harmlose begeisterte Massenstimmungen, wie bei einem Sportereignis oder einem Rockkonzert. Auf der anderen Seite lassen sich aber auch letztlich unbeherrschbare Massenerscheinungen beobachten, wie zum Beispiel beim Ausbruch des Ersten Weltkriegs. 1914 war das Überwiegen des »vaterländischen« Gefühls durch Propaganda und die allgemeine soziale Stimmung so stark, dass die Begleitumstände eines Krieges augenscheinlich für viele Menschen keine Rolle mehr spielten.

Noch ein letztes Beispiel aus meiner Tätigkeit als Kardiologe: In diesem Bereich, genauer gesagt auf dem Feld der Kohärenzforschung, konnte gezeigt werden, dass bei einer Menschenkette die positiven Gefühle, die mit der Berührung der Hände einhergehen, zu einem gemeinsamen übereinstimmenden Herzrhythmus führen können. Dieses Experiment wurde mehrfach erfolgreich wiederholt, der Befund ist eindeutig. Das Massenphänomen lässt sich erneut physikalisch erklären: Gefühle – und damit auch der Herzschlag – sind aufgrund ihrer elektromagnetischen Welleneigenschaften in der Lage, sich aufeinander einzuschwingen und zu einem solchen Ereignis zu verbinden.

## Wie Gedankenkonstrukte der schwierigen Gefühle uns zu beherrschen drohen

Erst war da der böse Streit mit seiner Frau am Morgen, dann gab es im Büro nur Probleme mit dem aktuellen Projekt und jetzt meldete sich auch noch sein bester Freund Markus, der sauer war, weil er noch immer nicht den gemeinsamen Urlaub gebucht hatte, obwohl er versprochen hatte, das zu übernehmen. Michael war fertig mit den Nerven. Das alles überforderte ihn. Vor allem aber nagte ein bestimmtes Gefühl an ihm, das es ihm viel schwerer machte, mit den Problemen umzugehen, als er es eigentlich gewohnt war.

Ein einziger Gedanke beherrschte seinen Kopf: »Ich bin schuld!« Und auch wenn ihm irgendwie klar war, dass andere zur jeweiligen Situation ebenso ihr Scherflein beigetragen hatten, so war dieser Gedanke doch so beherrschend, dass er jeden Ansatz von Veränderung zu hemmen schien. »Ich bin schuld … schuld … schuld …« hämmerte es in seinem Kopf.

Nun empfindet sicher nicht jeder so extrem wie Michael, doch im Grundsatz kennen wir vermutlich alle ähnliche Situationen. Wir fühlen uns schuldig, irgendwie schlecht, können es aber nicht so exakt fassen. Denn was genau sind Schuldgefühle?

»Wir können vermeintliche Gefühle wie Schuld demaskieren und dann viel besser mit ihnen umgehen.«

Wenn wir Schuld empfinden, spüren wir zweifellos Gefühle. Und zwar unangenehme Gefühle! Aber ist die Schuld selbst dieses Gefühl? Oder gibt es da irgendeinen anderen Zusammenhang? Genau so ist es! Und man kommt auch relativ einfach auf diesen Zusammenhang, wenn man überlegt, wie ein »Schuldgefühl« entsteht. Im Prinzip hilft dazu ein kurzer Blick ins Wörterbuch, wo »Schuld« gemeinhin als »eine gedankliche Vorstellung von ›gut‹ und ›böse‹ in einem sozialen Kontext« definiert wird.

Damit ist die Frage nach der Entstehung des »Gefühls« im Grunde auch schon beantwortet: Es findet im Kopf statt. Nur der Begriff »Gedanke« sollte zu »Gedankenkonstrukt« erweitert werden, denn nicht der einzelne Gedanke macht das »Schuldgefühl«, sondern die Art und Weise, wie wir die Schuldgedanken im Kopf zu diesem Gefühl zusammensetzen. Das Gleiche gilt im übrigen auch für weitere vermeintliche Gefühle wie zum Beispiel das Schamgefühl oder auch Minderwertigkeitsgefühle. Auch sie entstehen im Kopf.

Es geht in diesen Fällen immer um vielfältige Bewertungen bestimmter allgemein anerkannter Verhaltensweisen. Wir sehen die Norm und die Normverletzung, ein Fehlverhalten, eine Pflichtverletzung, eine Beleidigung, und bilden daraus etwas, das wir anschließend als Gefühl bezeichnen, sodass es sich unserem Zugriff ein Stück weit zu entziehen scheint. Dazu kommen häufig körperliche Reaktionen wie Erröten, Schwitzen, Fieber oder Magenbeschwerden – bis hin zu depressiven Verstimmungen. All diese Dinge deuten wir als Anzeichen für »schlechte« Gefühle, obwohl die Ursache dafür gar nicht in einem Gefühl, sondern auf der geistigen Ebene in der gedanklich negativen Bewertung einer Situation liegt.

Denken wir kurz zurück: Gefühle im Sinne dieses Buches sind sinnlich-körperliche Wahrnehmungen von eindeutigen Schwingungsmustern, die wir mithilfe verschiedener Nervenzellen auf unserem Körper empfangen und in spürbare Empfindungen umwandeln. Durch diesen Vorgang entstehen angenehme und unangenehme Gefühle. Wenn wir diese Erkenntnis auf die Frage der Schuldgefühle anwenden, wird klar, dass es sich dabei um einen abstrakten Begriff handelt, der erst noch mit gedanklichem Inhalt gefüllt werden muss.

Genau an dieser Stelle liegt auch unsere Chance. Wenn wir wissen, dass Schuld kein Gefühl ist, sondern das, was wir daraus machen, haben wir einen ganz anderen selbstbestimmten Zugriff darauf. In dem Moment, in dem wir das Gedankenbild in unserem Kopf als »gut« oder »schlecht« bewerten, gehen wir den Schritt, der echte Gefühle auslöst: Unsere Bewertung wird in Schwingungsmuster übersetzt und vom Körper empfangen. Das funktioniert ähnlich wie bei einem Handy, nur sind unsere Antennen Nervengeflechte. In ihnen entstehen körperlich spürbare Schwingungen: das eigentliche Gefühl. Unsere »Antennen« empfangen allerdings nicht nur, sondern senden auch wieder aus, sodass sich das durch ein Gedankenbild entstandene Gefühl auch von einem zum anderen weiter verbreiten kann.

Um aus dem Gedankenbild »Schuld« ein entsprechendes Gefühl werden zu lassen, muss der Begriff eine Bedeutung erhalten haben, also als »gut« oder »schlecht« zu bewerten sein. Je mehr Menschen die gleiche Bedeutung übernehmen, desto wirksamer wird ein Gedankenbild im einzelnen und ruft mit Sicherheit bestimmte »Gefühle« hervor.

»Von außen hervorgerufene Schuldgefühle können auch dazu dienen, Menschen zu beherrschen.«

Wenn man erkannt hat, dass das Schuldgefühl nur ein Gedankenkonstrukt ist, das mit schwierigen Gefühlen beladen wurde, bleibt noch die Frage, wer dieses Bild so definiert, dass man es automatisch mit diesen Gefühlen verbindet. Dafür ist jedoch keiner allein verantwortlich. Solche Zuordnungen entstehen im Außen und sind daher unserem Zugriff entzogen. »Fachleute« legen fest, was genau unter Schuld zu verstehen ist – und sie definieren in der Regel auch, was zu tun ist, um sich von ihr reinzuwaschen, also das »Gefühl« zurückzuerlangen, nicht schuldig zu sein.

Wenn wir etwas weiter denken, sehen wir, dass auf diese Art und Weise alle Versuche gründen, Menschen zu beherrschen. Insofern hat gerade das Nachdenken über das »Schuldgefühl« eine enorme gesellschaftliche und sogar politische Tragweite.

Ganz allgemein gilt für Gedankenkonstrukte und die daraus entstehenden Gefühle: Je mehr Menschen sich diesen inneren Bildern anschließen, desto stärker und selbstverständlicher wird ihr Einfluss. Ein Gedankenbild, dem sehr viele Menschen folgen und das einen dementsprechenden Einfluss auf ihr Verhalten hat, wird für diejenigen Menschen, die es eigentlich ablehnen, häufig zum Problem. Das gilt für Beispiele aus dem täglichen Leben, wie erfolgreiche Werbekampagnen oder Gruppenzwänge unter Jugendlichen, etwa hinsichtlich ihrer Kleidung, elektronischer Geräte oder der Vorliebe für bestimmte Prominente. Das gilt aber genauso auch für politische Ideologien und ihre Verfechter.

Schuld ist ein gutes Beispiel, daher habe ich mich ihr in diesem Abschnitt ausführlicher gewidmet. Doch gibt es weitere, praktisch sehr bedeutsame Beispiele für als Gefühle getarnte Gedankenbilder. Zwei davon möchte ich an dieser Stelle erwähnen: das Selbstwertgefühl und das Schamgefühl.

## Selbstwertgefühl

Dieses Gefühl ist ebenso wichtig wie schwierig und wird überwiegend dann auffällig, wenn es negativ aufgeladen und für die betroffenen Menschen zum Problem geworden ist.

Ein mangelndes Selbstwertgefühl entsteht aus der gedanklichen Vorstellung, wir seien aus irgendeinem Grund weniger wert als andere Menschen. Oder wir hätten weniger oder minderwertigere Fähigkeiten.

Das Selbstwertgefühl als Gedankenbild zu erkennen, kann für betroffene Menschen ausgesprochen wertvoll sein, weil es sie aus der Handlungsunfähigkeit herausholt. In dem Moment, in dem wir verstehen, dass das alles im Kopf entsteht, ist auch klar, dass es sich beeinflussen lässt. Und das umso mehr, wenn zusätzlich deutlich wird, dass diese Überzeugung, genau wie bei der Schuld, zumeist von außen an uns herangetragen wird: Wir reagieren auf Bewertungen und Äußerungen anderer uns gegenüber, bilden daraus in Gedanken eine Sichtweise auf uns selbst und deuten diese hinterher als Gefühl, das uns sagt, wir seien minderwertig.

Diese Überzeugung zu durchbrechen ist für viele Menschen ein sehr wichtiger Schritt auf dem Weg zur Gesundung bei depressiven Verstimmungen und anderen psychischen Schwierigkeiten. Natürlich gibt es dieses Gefühl auch in seiner überhöhten Form, vor allem dann, wenn Menschen versuchen, ihre Schwächen zu überspielen und sich gedanklich zu Überfliegern konstruieren. In diesem Fall haben wir dann es mit einem total übersteigerten Selbstwertgefühl zu tun.

## Schamgefühl

Dieses Gefühl ist die Steigerung des Minderwertigkeitsgefühls und ebenfalls ein Gedankenbild. Während beim Minderwertigkeitsgefühl »nur« bestimmte Eigenschaften abgewertet werden, wird beim Schamgefühl gleich die gesamte Person abgelehnt. Menschen, die ein tiefes Schamgefühl verspüren, sehen in der Regel keinen Ausweg, sodass dieses »Gefühl« alles zu vernichten scheint. Nicht umsonst gibt es das Sprichwort, dass jemand »vor Scham im Boden versinken« möchte. Es bedeutet nichts anderes, als dass man nicht mehr da sein, sich selbst verschwinden lassen will, weil man glaubt, »falsch« zu sein.

Auch bei diesem Gefühl gilt es zu verstehen, dass ein gedankliches Bild dahintersteht, mit und an dem man arbeiten kann. Und wieder einmal kommt das »Gefühl« oft von außen, weil uns jemand bewusst »beschämen« will. »Shame on you«, der englische Begriff ist hier einiges deutlicher: Alle Scham soll über uns kommen und uns »kampfunfähig« machen.

Was Sie gerade gelesen haben, ist ein wichtiger Abschnitt, weil ich Ihnen mit diesem Buch auch eine neue Perspektive bieten möchte, aus der Sie alte Glaubenssätze betrachten und neu bewerten können. Solche Glaubenssätze entspringen nämlich nicht unserem Inneren. Wir übernehmen sie oft von Eltern und Großeltern oder von irgendjemandem anderen aus dem persönlichen Umfeld. Wenn wir dann die dazugehörigen Gedankenbilder als Gefühle missdeuten, geraten wir schnell in eine Schleife der Hilflosigkeit, die unser ganzes Leben belasten kann.

Es ist daher wichtig, dass wir lernen, unsere Gedankenbider zu verstehen – so wie manche meiner Patienten. Gemeinsam schauen wir uns dabei in der Sitzung die inneren Abwertungsschritte an, überprüfen innere Bewertungsmaßstäbe und fühlen schließlich – ebenfalls gemeinsam – stufenweise Änderungen der Bewertungen nach.

Anderen Patienten hilft es, ihre Gefühle mithilfe von für sie typischen Beispielen wahrzunehmen. Solche Bewertungsübungen helfen, bisher über- oder unterbewertende Gefühlsempfindungen gegenüber sich selbst zu heilen. Sie führen den Patienten dahin, dass er wieder in der Lage ist, »wirklich« zu empfinden, also der Situation angemessen. Der Vorteil dieser Methode liegt darin, eine tatsächliche Heilung der Gefühle zu erlangen. Die Patienten lernen auf diese Weise nämlich, wieder angenehme Gefühle zu haben, wenn ein Erlebnis für sie gut ist. Diese Erfahrung ist wichtig, um die Maßstäbe gerade zu rücken, wenn man glaubt, langsam »verrückt« zu werden. Denn diese »Verrücktheit« resultiert lediglich aus der Verrückung eben jener Maßstäbe. Also rücken wir sie wieder zurecht.

Wichtig ist der bewusste Umgang mit unseren Gefühlen

...........................

Achtsamkeit kann für ein erfülltes Alltagsleben sorgen

...........................

Worauf wir in der Familie, im Beruf und
bei uns ganz persönlich achten können

# Wie wir lernen können, anders mit unseren Gefühlen umzugehen

Nachdem Sie nun einiges darüber gelesen haben, was Gefühle sind – und was nicht –, soll es im Folgenden darum gehen, wie man seine Gefühle besser in den Griff bekommt. Zunächst aber möchte ich Ihnen eine Frage stellen: Handeln Sie meistens eher spontan oder nach reiflicher Überlegung? Vermutlich ist schon die Zeit, die Sie brauchen, um diese Frage zu beantworten, ein erster Hinweis auf genau diese Antwort. Wussten Sie sofort, was Sie sagen werden? Oder mussten Sie erst einen Moment darüber nachdenken? So oder so wird Ihre Art zu antworten vermutlich auch Ihrem sonstigen Handeln entsprechen.

## Der Umgang mit unseren Gefühlen verändert unser Leben

Unser Gefühlsleben hat keinen Ausschalter. Wir können nicht einfach sagen: »Jetzt fühle ich mal für eine Weile nicht.« Gefühle begleiten uns immer, sogar nachts im Schlaf, wo sie uns mal herrliche, mal aber auch beängstigende Traumerlebnisse bescheren. Allerdings sind wir uns ihrer, wie Sie bereits erfahren haben, die meiste Zeit über nicht bewusst. Es gibt also kein »nicht fühlen«, sondern nur ein »unbewusst fühlen«.

Damit sind Gefühle zunächst einmal vor allem eins: Helfer im Alltag. Sie tragen bei allen kleinen und großen Entscheidungen ihr Scherflein bei, auch wenn unser Wachbewusstsein sich, ganz im Sinne einer Arbeitsteilung, mit etwas anderem beschäftigt. Dieses Arbeiten im Hintergrund entspricht einem sehr wichtigen Grundsatz der Biologie. Unser Organismus versucht nämlich immer, mit möglichst geringem Aufwand einen möglichst großen Nutzen zu erzielen. Praktisch heißt das, dass wir überhaupt nichts dafür tun müssen, um Gefühle zu haben. Diese Erkenntnis mag beruhigen oder auch erschrecken, je nach Situation, sie dient hier aber zunächst mal nur als bloße Feststellung.

»Nie wieder fühlen wir so unmittelbar wie als Kind.«

Die Gefühlsäußerungen von Kindern sind immer unmittelbar, spontan und häufig auch sehr intensiv und stark. Wer schon einmal mit einem trotzigen Kind im Supermarkt stand, kann ein Lied davon singen. Gleichwohl gehört die Impulsivität zum Schönsten der Kindheit – nicht der Wutausbruch im Supermarkt, aber die Ursprünglichkeit und Lebendigkeit, deren großer und wichtiger Bestandteil die Gefühle sind. Sie sind Teil des Sinneslebens unserer Kinder und eine Möglichkeit, die Welt kennenzulernen.

Kinder kommen normalerweise nicht auf die Idee, auf bewusste Art mit ihren Gefühlen umzugehen. Trotzdem gibt es durchaus Mädchen und Jungen, die schon mit fünf oder sechs Jahren erstaunliche Fähigkeiten entwickeln, wenn es darum geht, Erwachsene in eine ihnen gewogene Stimmung zu versetzen und so ein bestimmtes Ziel zu erreichen. Zwar kann man in solchen Situationen noch nicht von generalstabsmäßiger Planung sprechen, doch lassen sich oft schon sehr deutlich beeinflussende Fähigkeiten erkennen. Das kann harmlos sein, aber auch ausarten, etwa wenn eine Grundschülerin ihre Mitschüler gegeneinander aus- und mit ihren Gefühlen spielt. Der Übergang zu einem bewussten Umgang mit Gefühlen ist also fließend.

## Bewusster Umgang mit Gefühlen

Für Erwachsene kann ein spontaner Umgang mit Gefühlen ebenfalls von Vorteil sein. Man läuft damit aber auch Gefahr, eine Bauchlandung hinzulegen. Wenn es dann schwierig wird, muss der Schritt ins Bewusstsein gelingen: Die Gefühle und unser Verstand müssen nicht gegeneinander, sondern zusammen arbeiten.

Grundsätzlich können natürlich auch Erwachsene ein sehr reiches Gefühlsleben haben, weil dieses nicht an ein bestimmtes Alter gebunden, sondern immer und in aller Vielfalt möglich ist. Das bedeutet aber noch lange nicht, dass wir uns die Unmittelbarkeit aus der Kindheit erhalten. Wir gehen als Erwachsene mit unserem Gefühlsleben ganz anders um, weil eine Bewusstseinsebene dazugekommen ist, die uns dazu rät, Gefühle auf die eine oder andere Weise zu kontrollieren. Wir haben im Lauf des Lebens unzählige Erfahrungen gemacht und dabei gelernt, mit unseren Gefühlsäußerungen weniger spontan und damit häufig auch angemessener umzugehen. Wir möchten manchmal Nähe spüren, manchmal aber auch nicht – und machen dann deutlich, dass wir das Bedürfnis haben, einen gewissen Abstand zu wahren. Genauso versuchen wir in der Regel, andere Menschen nicht ohne Not und unbedacht zu verletzen.

Natürlich könnte man sagen, dass Erwachsene durch diesen rationaleren Umgang mit Gefühlen irgendwie langweiliger wirken. Vermutlich bewundern daher viele von uns Künstler, die sich jene kindliche Unbekümmertheit bewahrt zu haben scheinen. Gleichzeitig ist aber kaum jemand wirklich scharf darauf, ein ähnliches Leben zu führen. Wir kennen schließlich auch die Schattenseiten, die unkontrollierte Gefühlsäußerungen im Erwachsenenleben mit sich bringen können.

Kennzeichen eines erwachsenen Verhaltens ist jedenfalls, dass wir in der Lage sind, zielgerichtet unsere Gefühle wahrzunehmen und mitzuteilen. Wir übernehmen damit Verantwortung – zum einen für uns, zum anderen aber auch dafür, was unsere Gefühle bewirken können. An manches starke Gefühl und seine Auswirkungen werden wir uns immer erinnern – mal respekt- und liebevoll, mal aber auch mit einem leichten Schaudern.

**»Wenn wir es schaffen, wirklich bewusst mit unseren Gefühlen umzugehen, ist auch das schwierigste Gefühl eine Bereicherung für unser Leben.«**

Es ist dieses bewusste Leben mit Gefühlen, das wir als Geschenk betrachten und auch wieder anstreben sollten, wenn unser Gefühlsleben, aus welchem Grund auch immer, aus dem Lot geraten ist. Denn der bewusste Umgang mit ihnen ist gleichsam die Versicherung, dass selbst schwierigste Gefühle nicht ewig währen, sondern aus sich selbst heraus auch stets den Weg zur Lösung weisen. Was wir lernen können, ist, darauf zu achten, was unsere schwierigen Gefühle uns sagen und zeigen wollen. Wenn wir das schaffen, ist jedes Gefühl, sei es auch noch so schwierig, eine Bereicherung für unser Leben.

Mit zunehmendem Alter kommt dann noch ein weiterer Vorteil des bewussten Umgangs mit Gefühlen hinzu: Ältere Menschen mit der entsprechenden Erfahrung sind selbst in Situationen stärkster emotionaler Beanspruchung oft noch dazu in der Lage, einen Rest Handlungsfähigkeit zu bewahren. Etwa wenn es darum geht, bei einem schlimmen Unfall einen kühlen Kopf zu bewahren, geistesgegenwärtig den Unfallort zu sichern, um andere zu unterstützen und noch Schlimmeres zu verhindern. Solche Handlungsweisen sind um so einfacher zu bewerkstelligen, je bewusster und wissender wir es verstehen, mit unseren Gefühlen umzugehen.

## Wie wir unseren Alltag retten, indem wir Gefühle als wertvollen Schatz ansehen, den wir schonen

Eigentlich ist es ganz einfach und auch logisch: Werden wir älter, schonen wir unsere Kräfte und damit auch unsere Sinne. Wir versuchen, unseren Augen ausreichend Licht zum Lesen zur Verfügung zu stellen, wir sparen uns allzu laute Musik oder schonen die Ohren mit Ohrstöpseln, wenn es uns doch noch einmal auf ein Rockkonzert ziehen sollte. Solange Mick Jagger nicht daran denkt, von der Bühne zu gehen, sind wir schließlich auch nicht zu alt, um Stones und Co. weiter live zu erleben.

Was aber ist mit unseren Gefühlen? Achten wir hier ebenfalls auf sorgsamen Umgang und eine liebevolle Pflege, damit uns unser »sechster Sinn« noch lange erhalten bleiben möge? Ich denke, eher nicht, was sicherlich vor allem daran liegt, dass wir noch nicht ausreichend auf dem Schirm haben, dass unsere Gefühle erlern- und nutzbar sind. Die meisten von uns wissen schlicht nicht, dass wir aktiven Einfluss darauf nehmen können, was unser Gefühlsleben unserem Alltagsleben bringt oder eben auch nimmt – auch in gesundheitlicher Hinsicht.

Dabei wird der behutsame Umgang mit Gefühlen schon recht lange diskutiert. Der amerikanische Medizinprofessor Jon Kabat-Zinn beispielsweise lehrt bereits seit den 1970er-Jahren das, was heute als Achtsamkeitslehre immer größere Aufmerksamkeit erregt. Kabat-Zinn gebührt der Ruhm, diese Lehre weltweit bekannt gemacht zu haben. Mittlerweile gibt es sogar Uni-Seminare zum Thema. Menschen entlasten mit Achtsamkeitsübungen ihren Alltag und auch in der Arbeitswelt findet Achtsamkeit als Konzept für stärkere Zufriedenheit mehr und mehr Widerhall.

Die Bücher von Kabat-Zinn lesen sich in vielerlei Hinsicht wie eine perfekte Ergänzung zu den Ausführungen in diesem Buch: Er beschreibt auf wissenschaftlicher Basis, dass und warum wir leistungsfähiger sind und wesentlich gesünder alt werden, wenn wir uns wohlfühlen. Dazu passen die in diesem Buch beschriebenen Wirkungsweisen der Gefühle auf den Körper, die unser gesamtes Leben beeinflussen und es im besten Falle ebenfalls gesünder und schöner machen.

Doch häufig genug sieht der Alltag anders aus. Wir erinnern uns an die eingangs genannten Zahlen und Fakten: Über 50 Prozent der Ehen scheitern, emotionale Probleme unter Jugendlichen und Erwachsenen nehmen enorm zu, der Rauschmittelgebrauch steigt stetig … Warum ist das so? Können und wollen wir uns nicht genug schöne Gefühle »leisten«? Glauben wir, es lohne sich nicht, für solche Überlegungen Kraft und Zeit aufzuwenden? Wenn das so ist, begehen wir einen großen Fehler. Denn alle Erkenntnisse über Gefühle nützen uns natürlich nur dann etwas, wenn wir es schaffen, sie für unseren Alltag fruchtbar zu machen.

> »Ein erfülltes Alltagsleben ist für jeden von uns möglich – wenn wir es schaffen, die Theorie der Gefühle in die Praxis zu überführen.«

Letztlich ist vermutlich fast alles, was uns helfen kann, in der einen oder anderen Form sogar schon einmal gesagt worden. Es liegt also gar nicht am fehlenden Wissen, sondern an der Verbindung zum Leben. Die Frage lautet also: Wie können wir mit unseren Gefühlen unser Alltagsleben so verbessern, dass wir wirklich von einem erfüllten Leben sprechen dürfen?

Die gute Nachricht lautet: Dieser Alltag, dieses erfüllte Alltagsleben ist möglich, für Sie, für mich, für alle Menschen. Die »schlechte« Nachricht: Das alles passiert nicht einfach so und von ganz allein. Wir müssen etwas dafür tun, ins Handeln kommen und aktiv an uns arbeiten. Als eigenverantwortlich handelnde Erwachsene erkennen wir, dass unsere Gefühle es nicht verdient haben, übersehen und beiseitegeschoben zu werden. Sie verdienen es vielmehr, dass wir bewusst und verantwortlich mit ihnen umgehen. Wenn das gelingt, ist die Aussicht auf einen ganz erheblichen Fortschritt in punkto Lebensqualität wirklich enorm. Anders ausgedrückt: Jeder von uns kann den ganzen Tag über glücklich sein!

Wir müssen uns aber darum kümmern – und zwar selbst. Denn auch wenn wir manchmal über andere Menschen sagen, dass sie uns glücklich machen, gilt diese Aussage doch nur deshalb, weil wir in der Lage sind, dieses Glück zu empfinden. Glück, ich sprach es bereits an anderer Stelle an, trifft eben meist nur den vorbereiteten Geist. Wenn wir uns also über einen bewussten Umgang mit unseren Gefühlen erlauben, glücklich zu sein, sind wir auch in der Lage, das Glück, das von anderen Menschen zu uns hereinströmt, zu genießen. Wir müssen gewissermaßen die Tür öffnen, damit das Glück eintreten kann. Wenn wir den ganzen Tag die Tür verriegeln und nicht hinausgehen, kann draußen noch so sehr die Sonne scheinen, wir werden nichts davon erfahren und die wärmenden Strahlen nicht genießen können. Öffnen wir unseren guten Gefühlen also die Tür!

Verschließen wir stattdessen diese Tür, tritt ein Effekt ein, der für viele Depressionen und Burn-Outs mitverantwortlich sein dürfte. Denn wenn wir immer nur auf das Negative schauen, immer nur auf das, was uns nicht guttut, werden wir in dieser Zeit auch hauptsächlich unschöne und ungute Erlebnisse haben.

Diese Gefahr besteht vor allem dann, wenn uns der Unterschied zwischen spontanem und bewusstem Umgang mit Gefühlen nicht deutlich vor Augen steht. Spontaner Umgang bedeutet immer auch, dass wir relativ unkontrolliert in bestimmte Gefühle hineinschlittern, während ein bewusster Umgang mit Gefühlen Achtsamkeit erfordert – und fördert. Deshalb ist es wichtig, sich zu entscheiden, die Botschaften schwieriger Gefühle zu entschlüsseln, sie zu beachten und den darin enthaltenen Auftrag zu erfüllen. Ein schwieriges Gefühl ist wie der Kompass, der dem Kapitän anzeigt, dass er die Richtung ändern muss, um in ruhigeres Fahrwasser zu gelangen – in jenes mit den guten Gefühlen.

Ein schwieriges Gefühl sollte nicht zum Dauerzustand werden. Denn auch wenn man sicher eine ganze Weile durchhalten kann, wird man mit der Zeit doch daran kaputtgehen. Es lohnt sich also, schwierige Gefühle nicht zu übersehen.

## Wie Sie lernen, achtsam zu sein

Die Achtsamkeit in Bezug auf die eigenen Gefühle kann man sich aneignen und schnell zu schätzen wissen. Auch ich gehe diesen Weg und achte beständig auf die Zeichen meines Körpers, um Probleme anzugehen – ob nun aus eigener Kraft oder mithilfe anderer. Im Folgenden möchte ich ein paar Anregungen geben, wie ein bewusster Umgang mit Gefühlen den Alltag in verschiedenen Umgebungen verbessern und erleichtern kann.

- **Familie:** Legen Sie einen fixen Zeitpunkt für gemeinsame Gespräche fest, etwa den Sonntagabend als Abschluss der vergangenen Woche und als Scharnier zum Beginn der neuen. Die Familie kommt zusammen und jeder kann berichten, wie er sich in den letzten sieben Tagen gefühlt hat und was er sich für die kommende Woche gegebenenfalls an Veränderungen wünscht. Wichtig dabei: Alle sind gleichberechtigt, jeder darf ausreden, keiner wird unterbrochen, Rückmeldungen sind auf Wunsch möglich. Das erlaubt allen in einem geschützten Rahmen bewusst mit ihren Gefühlen umzugehen. Dabei soll es natürlich nicht ausschließlich um schwierige Gefühle gehen, sondern gerne auch immer wieder um angenehme, die man mit den anderen Familienmitgliedern teilt. Die dabei entstehende Schwingung innerhalb der Familie ist sicher kein Nachteil für den Zusammenhalt und die »innere« Verständigung.

- **Berufliches Umfeld:** Im Prinzip gilt hier das gleiche wie in der Familie. Feste Gespräche, ob in größerer oder kleinerer Runde, in denen angenehme und unangenehme Gefühle im Zusammenhang mit beruflichen Themen angesprochen werden, können helfen, unterschwellig entstehende Spannungen frühzeitig zu befrieden und sinnvolle Lösungen für Konflikte zu finden.
- **Persönlich:** Auch hier sollte es darum gehen, den bewussten Umgang mit Gefühlen zu pflegen. Man kann auch dies »in eine feste Form gießen«, indem man ein Ritual einführt. Sie können beispielsweise jeden Abend einen persönlichen Tagesrückblick vornehmen – in Gedanken oder in Form eines Tagebuchs (siehe Seite 213). Fragen Sie sich zum Beispiel: »Gab es an diesem Tag schwierige Gefühle? Wenn ja, würde ich in einer vergleichbaren Situation irgendetwas anders machen?« Wenn Sie beide Fragen, vor allem aber die zweite, mit »Ja« beantworten, heißt das, dass Sie sich um die Situation kümmern und sich gegebenenfalls auch einmal bei jemandem entschuldigen müssen. Lautet die Antwort auf die zweite Frage »Nein«, gilt es, für Abstand zu sorgen und sich abzugrenzen. Das schwierige Gefühl ist dann nicht Ihres, sondern die Befindlichkeit einer anderen Person. Natürlich steht es diesem Menschen zu, so zu fühlen. Aber das hat nichts mit Ihnen zu tun. Sie sind daher dazu berechtigt, die Situation für sich einfach »durchzuwinken« und abzuhaken. Anders gesagt: Schuhe, die einem nicht passen, sollte man nicht anziehen.

Zusammenfassend lässt sich sagen, dass keiner darum herumkommt, sich mit dem bewussten Umgang mit den Gefühlen zu beschäftigen, und damit, wie sie sich in den eigenen Alltag einfügen lassen. Für jeden von uns ist das ein eigener Prozess, jeder muss selbst einen gangbaren Weg finden. Diesen zu gehen macht jedoch glücklich und dankbar, schenkt Zufriedenheit und ist darüber hinaus geeignet, andere auf ihrem Weg zu unterstützen.

Denn sind wir selbst glücklich, zufrieden und entspannt, schafft das auch Kräfte und Energiereserven, die wir bewusst einsetzen können, um nahestehenden Menschen beim Umgang mit ihren Gefühlen zu helfen.

Noch eins zum spontanen und bewussten Umgang mit Gefühlen: Es gibt kein »richtig« oder »falsch«. Beiderlei Umgang kann angemessen sein. Ein bewusster und kontrollierter Umgang, der rein aus dem Geist kommt, kann Sie in vielen Situationen ausbremsen und negative Ergebnisse hervorrufen. Spontan zu sein ist also bisweilen auch bei den Gefühlen durchaus gefragt. Wichtig ist nur, beide Ebenen nutzen zu können und zu wollen. Bringt Sie der spontane Umgang in Misslichkeiten, können Sie entscheiden, dies zu ändern und ins Bewusstsein zu kommen – also zu überlegen, warum schwierige Gefühle entstanden sind und was ihre Botschaft an Sie ist.

## Warum wir uns Gefühlen nicht entziehen dürfen

Schon zu Zeiten, in denen wir Nachrichten »nur« über Zeitung, Fernsehen oder Radio wahrgenommen haben, war dies oft belastend. In der heutigen nie endenden Informationsflut des Internets ist es noch viel schlimmer geworden: Jeden Tag sind wir Berichten über Lebenssituationen ausgesetzt, die für die betroffenen Menschen so furchtbar sind, dass man sie seinem ärgsten Feind nicht wünscht. Das kann ein Hochwasser wie die Elbeflut 2002 genauso sein, wie ein Bürgerkrieg oder ein Tsunami, eine Atomreaktorkatastrophe in Japan oder Hungersnöte in Afrika und anderen Regionen der Welt.

All diese Situationen enthalten existenzielle Bedrohungen und Verluste, die für die betroffenen Menschen unvorstellbar schrecklich sind und die schwierigsten Gefühle in ihnen hervorrufen.

Grundsätzlich gilt dabei: Je schlimmer eine Situation erlebt wird, desto fester verbinden sich schwierige Gefühle mit ihr. Das hat durchaus seinen Sinn: Denken Sie nur mal zurück an die Erkenntnis, dass schwierige Gefühle eine Botschaft enthalten und daher nicht einfach verdrängt werden dürfen. Ein schwieriges Gefühl hilft uns, so gut wie möglich auszuschließen, dass sich eine solche bedrohliche Situation noch einmal wiederholt. Niemand gerät schließlich freiwillig in eine missliche Lage.

Ich möchte Sie an dieser Stelle zu einem kleinen Versuch bewegen: Lesen Sie noch einmal aufmerksam die Zeilen über die verschiedenen Katastrophen auf der gegenüberliegenden Seite, und nehmen Sie sich anschließend fünf Minuten Zeit, um sich so tief wie möglich in eines dieser Beispiele hineinzudenken. Lassen Sie sich auf die Gefühle einer Mutter, eines Vaters, eines Kindes, eines Jugendlichen oder einer anderen Person ein, die sie durchlebt, und lassen Sie vor allem den Schmerz zu, der dabei entsteht. Fühlen Sie ihn, ganz bewusst und mit wachen Sinnen.

Warum so eine Bitte im Rahmen dieses Buches? Meine Hoffnung ist, Ihnen einen direkteren und unmittelbareren Eindruck davon zu geben, worum es eigentlich geht: zu verstehen, weshalb es uns so schwerfällt, mit schwierigen Gefühlen umzugehen. Nachzuempfinden, wie diese Gefühle sind – nämlich schier unerträglich und immer mit dem Wunsch versehen, sie möglichst schnell wieder loszuwerden.

Der erste Wunsch bei der Wahrnehmung eines schwierigen Gefühls ist der nach Verdrängung. Das ist nur allzu verständlich, denn solche Gefühle auszuhalten, womöglich sogar über einen längeren Zeitraum, ist in jedem Fall schwer. Niemand sucht sie sich freiwillig aus und jeder, dem eine Prüfung, wie ich sie oben beispielhaft genannt habe, nicht auferlegt wird, kann sich froh und glücklich schätzen.

## Gefühle bewerten: was ist »richtig«, was ist »falsch«

Kehren wir einen Moment zurück zu den schwierigen Seiten unserer Fünf-plus-eins-Grundgefühle (siehe Seite 43 ff.) und dazu, wie diese Grundgefühle auf uns wirken:

- **Wut:** Wenn die (Lebens)Kraft nicht ausreicht, sind wir machtlos und entmündigt.
- **Trauer:** Sie schmerzt, verletzt und zieht uns nach unten. Dabei wirkt sie bodenlos.
- **Unglück:** Als Gegenteil von Glück trifft es uns unvorbereitet als negative Erfahrung.
- **Gleichgültigkeit:** Sie ist das Gegenteil der Liebe und mündet in seelischer Verwahrlosung.
- **Eifersucht:** Sie sucht bis zuletzt nach Auswegen und wird zu Neid, wenn diese Suche erfolglos bleibt.
- **Angst:** Sie will unser Leben retten.

Der entscheidende Punkt ist nicht, diese schwierigen Gefühle überhaupt zu spüren. Das funktioniert bei den meisten Menschen sehr gut. Worauf es ankommt, ist, sie tatsächlich in ihrer ganzen Botschaft, mit ihrer ganzen Wahrheit wahrzunehmen. Nur so nämlich erfüllen sie ihre eigentliche Aufgabe. Nur so können wir sie für den positiven Zweck nutzen, den sie unter ihrer Oberfläche haben. Wie bereits erwähnt, möchte die Biologie immer mit einem möglichst geringen Aufwand das Beste erreichen. Und das gilt eben auch für die »Idee«, ein schwieriges Gefühl hervorzurufen, das uns den Weg in eine gute Richtung zeigt.

Die Frage, die wir uns stellen müssen, lautet also immer und immer wieder: Was ist die eigentliche Botschaft der schwierigen Gefühle? Warum ist es möglich, dass sie uns krank machen, obwohl sie uns ganz sicher nicht einfach nur quälen möchten? Diese Fragen zuzulassen, fällt uns häufig recht schwer. Doch wir müssen uns ihnen stellen. Denn wenn wir sie verdrängen, kommen wir nicht weiter – weder in Glück noch in Zufriedenheit.

Ich spreche in diesem Buch deshalb so häufig von den schwierigen Gefühlen, weil sie die eigentliche Herausforderung darstellen. Schöne, angenehme Gefühle sind natürlich auch wichtig, sie unterstützen uns und halten uns gesund. Doch das geschieht von ganz allein, wir müssen uns darum keine aktiven Gedanken machen – außer vielleicht einmal den, dass wir diese Funktion verstanden haben. Auch dabei soll dieses Buch helfen.

»Schwierige Gefühle sorgen solange für Stillstand in unserem Leben, bis wir sie verstehen und die Änderungen angehen, die sie uns aufgeben.«

Schwierige Gefühle hingegen sind häufig eine echte Mammutaufgabe für uns. Wir quälen uns mit ihnen, und oft genug versetzen sie uns in einen Dauerkampf, der schlimmstenfalls noch das letzte Fünkchen Energie raubt. Kämpfe lassen schließlich wenig Platz für Schönes, ganz abgesehen davon, dass wir mit Kampf bestenfalls den Ist-Zustand halten können, aber niemals wirklich eine persönliche Entwicklung vorantreiben.

Besser also, wir hören die Botschaft der schwierigen Gefühle, bevor sie bis zur Unerträglichkeit herangewachsen sind. Und diese Botschaft lautet immer: Es kann nicht so bleiben, wie es ist, es muss sich etwas ändern. Es gibt also nur zwei Möglichkeiten, mit schwierigen Gefühlen umzugehen: Entweder verdrängt man sie oder man versteht sie, und versucht, eine Veränderung zu bewirken.

## Warum Verdrängung niemals eine Lösung ist

Wie alles andere auch, kann sich das schwierige Gefühl nicht in Luft auflösen und auf Nimmerwiedersehen verschwinden. Genau darauf hofft der Verdränger allerdings. Reflexartiges Reagieren, ohne nachzudenken scheint die Gefühle »unsichtbar« zu machen –

zumindest für eine Weile. Es beseitigt sie aber nicht. Man kann natürlich hoffen, dass alles verschwindet, wenn man es übergeht. Doch damit handelt man eher wie ein kleines Kind, das sich die Hand vor die Augen hält und glaubt, die Dinge, die es eben noch sah, seien nun weg. Tatsächlich gilt der Satz, den ich früh von meiner Mutter lernte, die als Eheberaterin tätig war: Wut und Materie verschwinden nicht, sie verwandeln sich nur.

Stellen Sie sich das Verdrängen eines schwierigen Gefühls als eine Kutsche vor, an die vorne und hinten Pferde angespannt wurden. Die vorderen Pferde stehen für die Zukunft, in der wir uns eigentlich eine Entwicklung unserer Persönlichkeit und unseres Lebens erhoffen. Die hinteren Pferde stehen für die Vergangenheit mit dem schwierigen Gefühl. Wird diese Kutsche auch nur einen Millimeter in Richtung Zukunft vorankommen, wenn beide Gespanne gleich stark an ihr ziehen? Sicherlich nicht! Denn auf der anderen Seite zieht ja immer der Widerstand in Form des schwierigen Gefühls. Somit entsteht bestenfalls Stillstand, weil die schwierigen Gefühle die Kutsche blockieren und an vergangene Ereignisse ketten. So sehr sich die Pferde vorne auch anstrengen, ihre Mühen sind zum Scheitern verurteilt.

Doch zurück zum Thema Verdrängung. Das Hinterhältige an ihr ist, dass sie zunächst durchaus zu funktionieren scheint, und bei kleinen, scheinbar banalen Anlässen das schwierige Gefühl einfach »verschwindet«. Der Impuls, den das schwierige Gefühl in diesem Moment in Richtung Veränderung abgibt, ist in der Regel dagegen so schwach, dass man ihn gar nicht spürt – vor allem dann, wenn man im Umgang mit den Gefühlen nicht geübt ist.

Doch das Gefühl verschwindet nicht wirklich, sondern versteckt sich nur, um Kraft zu sammeln und später umso stärker zurückzukehren. Erinnern Sie sich, was ich über das Thema Wiederholung von Gefühlen geschrieben habe (siehe Seite 90 ff.): Wie ein steter Tropfen den Stein höhlt, verstärkt die Wiederholung der ewig gleichen Gefühle diese immer weiter und macht sie erst recht wirksam. Das gilt vor allem für schwierige Gefühle. Nach und nach füllt sich das Fass des schwierigen Gefühls, bis schließlich nur noch der berüchtigte letzte Tropfen fehlt, der es zum Überlaufen bringt – wie bei der Ehe von Marion und Christian.

Doch auch die Zeit davor ist nicht ohne Beschwernisse. Es wird ständig Lebenskraft benötigt, um die schwierigen Gefühle zu bändigen und sie unter den Teppich zu kehren – wo sie dann so lange heranwachsen, bis sie zur Stolperfalle im Leben werden. Gerade dieses Bändigen ist mit enormem Energieaufwand verbunden und führt uns zurück zum Bild der Kutsche, die nicht vom Fleck kommt. Während Paare wie Marion und Christian eigentlich in Liebe und Vertrautheit mit dem Partner die Verbindung vertiefen und weiterentwickeln sollten, ziehen die kleinen Gemeinheiten und Schwierigkeiten beständig in die andere Richtung, sodass jede Entwicklung zum Erliegen kommt – und damit irgendwann auch die Liebe selbst.

»Schwierige Gefühle sind immer eine Aufforderung, etwas zu ändern.«

Schwierige Gefühle sind immer eine Aufforderung an uns, etwas zu ändern, den Stillstand aufzuheben. Was aber passiert, wenn wir diese Aufforderung nicht verstehen und ihr nicht nachkommen? Wenn wir das schwierige Gefühl beständig verdrängen, unter den Teppich kehren, uns weigern, es wirklich »ganz« wahrzunehmen? In diesem Fall schaukelt sich das Gefühl über längere Zeit auf, es reichert sich gewissermaßen an, wird größer und stärker, weil es nicht übersehen werden will. Irgendwann wird es dadurch so groß, dass es nicht mehr unter den Teppich passt und uns so oft stolpern lässt, dass wir nur noch am Boden liegen. Ist es da ein Wunder, dass so ein Gefühl enorm viel Lebensenergie verbraucht, die uns für andere, schöne und der Seele schmeichelnde Lebensprojekte fehlt? Wohl kaum! Genauso wenig verwundert es – nicht den Laien und schon gar nicht den Arzt –, dass schwierige Gefühle früher oder später zu chronischen Krankheiten führen. Das Bedauerliche daran ist, dass wir uns dieses Problems erst sehr spät bewusst werden. Meist ist das Kind nicht nur in den Brunnen gefallen, sondern liegt auch schon eine ganze Weile dort unten und wird schwächer und schwächer, während es auf Hilfe wartet.

»Schwierige Gefühle, deren Botschaft unbearbeitet bleibt, führen früher oder später zu chronischen Krankheiten.«

Der Zeitpunkt, an dem unsere Widerstandskräfte gegen das Gefühl auf der ganzen Linie versagen, ist schwer vorherzusagen. Umso dramatischer sind dafür in den meisten Fällen seine Auswirkungen. Denn wir sind vom Ausmaß dessen, was wir nach so langer Zeit des Ausblendens plötzlich spüren, schlicht und einfach komplett überfordert. Dabei ist der Zeitpunkt, an dem unsere Widerstandskräfte nachgeben, nicht der Beginn des Problems. Der liegt in der Regel weit zurück.

## Wie aus »falschem Umgang« mit Gefühlen Krankheiten entstehen

Gefühle sind nicht nur körperlich zu verorten und beeinflussbar, sondern sie haben auch massive Auswirkungen auf die Befindlichkeit unserer Organe. Viele körperliche Beschwerden, egal ob chronisch oder nicht, bleiben so lange unerklärlich, bis wir auf die ursächlichen Zusammenhänge mit unseren Gefühlen sehen.

Auch in dieser Hinsicht können wir also Körper und Gefühle nicht voneinander trennen. Ob Herzinfarkt, Augenlidflattern oder Hörsturz, all diese Beschwerden sind Ausdruck eines unausgewogenen Gefühlshaushalts, einer Verdrängung schwieriger Gefühle – die irgendwann unbarmherzig zurückschlagen.

Ich erinnere mich zum Beispiel an zwei Mitstudenten, die dafür bekannt waren, psychisch irgendwie »besonders« zu sein. Der Grund: Offenbar litten sie immer an genau den Krankheiten, die gerade in unseren Vorlesungen behandelt wurden. So hatten sie in einer Woche Magenschmerzen, in der nächsten Nierenprobleme, gingen dann über zu Schmerzen beim Wasserlassen, und auch Sehstörungen ließen sie nicht aus, als in der Augen-Vorlesung über eben solche gesprochen wurde.

Immerhin hatten wir angenommen, dass sie die Behandlung gynäkologischer Besonderheiten zwangsläufig »auslassen« müssten – bis unser Professor erwähnte, dass auch Männer Brustkrebs bekommen können. Diese Erkrankung, die sich weniger durch Schmerzen als durch Verhärtungen im Brustdrüsenkörper äußert, hätte also auch die beiden betreffen können. Leider erfuhr ich nie, ob sie entsprechende Beschwerden bei sich festgestellt hatten.

Was mir und anderen Kommilitonen damals eher skurril vorkam, erscheint mir heute in einem ganz anderen Licht. Die beiden jungen Männer litten ganz offensichtlich wirklich unter den befürchteten Beschwerden: Sie hatten eine Angststörung und waren in ihrer Lebensführung erheblich beeinträchtigt.

Würden die beiden heute meine Praxis aufsuchen, um offen an der Problematik zu arbeiten, würde ich sie mit der Arbeitsweise der Angst vertraut machen. Sie würden lernen, dass unsere Angst immer das Schlimmste annimmt, um uns auf jeden Fall das Leben retten zu können. Anschließend käme dann die weitere Arbeit: Beide müssten versuchen, den Möglichkeitsraum zu öffnen, sich also entweder noch Schlimmeres vorstellen oder die Situation in der Vorstellung so weiterentwickeln, dass sie gut ausgeht. Denn immer wenn wir uns mehr als nur eine – in der Regel sehr schlimme – Möglichkeit vorstellen können, verliert die Situation an Schärfe und der Stresspegel sinkt. Dadurch wiederum können wir einen Schritt weitergehen und uns fragen, was es braucht, damit die Schlimmste aller Varianten erst gar nicht eintrifft. Sobald dies gelungen ist, legt sich die Angst zur Ruhe. Sie hat ihren Job getan. Meinen beiden Kommilitonen hätte diese Arbeit mit Sicherheit sehr geholfen.

Natürlich ist es nicht einfach, den ungünstigen Umgang mit unseren Gefühlen als Ursache für körperliche Beschwerden zu erkennen. Vor allem solange wir in der Schulmedizin der Verführung verfallen, es bei einer symptomatischen Behandlung mit Medikamenten oder Operationen zu belassen, ohne den Ursachen für Beschwerden wirklich auf den Grund zu gehen. Zwar hat auch hier längst ein Umdenken begonnen, allerdings muss sich dieses erst noch auf breiter Linie durchsetzen. Weil sich aber prinzipiell auch die traditionelle medizinische Wissenschaft einer an den Ursachen orientierten Herangehensweise verpflichtet fühlt, wird der Schulterschluss der jeweiligen Behandlungswege über kurz oder lang nicht ausbleiben können. Medizinische Behandlungen, die sich ausschließlich Beschwerden widmen und ihre Ursachen nicht erkennen, werden so hoffentlich irgendwann der Vergangenheit angehören. Im Sinne der Gesundheit sind wir alle dazu verpflichtet, so tief und genau wie möglich nach den tatsächlichen Ursachen gesundheitlicher Beschwerden zu suchen.

### Worin könnte ein »richtiger« Umgang mit Gefühlen bestehen?

Wie wir gesehen haben, neigen wir dazu, mit schwierigen Gefühlen falsch umzugehen: Wir schauen weg und verdrängen sie. Wozu das führen kann, haben Sie bereits gelesen: zu Krankheiten und anderen langfristigen Problemen.

Wenn es aber einen falschen Umgang mit schwierigen Gefühlen gibt, folgt dann daraus nicht automatisch, dass es auch so etwas wie einen richtigen Umgang mit ihnen geben muss? Genau so ist es, und er besteht vor allem in einer bewussten Wahrnehmung der Gefühle. Laufen Sie also vor dem schwierigen Gefühl nicht davon. Das bringt nichts. Es wird Ihnen immer folgen, und es ist auf lange Sicht ausdauernder und schneller als Sie. Sobald es Sie eingeholt hat, setzt es sich vor Sie und bremst Sie aus. Richtiger Umgang bedeutet deswegen auch, für freie Bahn zu sorgen, indem Sie den Verfolger rechtzeitig bemerken und auf einen anderen Weg abbiegen, auf den er Ihnen nicht folgen kann.

Im Einzelfall kann das zweierlei heißen: Einmal können Sie Veränderungen an Ihrem Umfeld herbeiführen, ein anderes Mal an Ihrer persönlichen Einstellung. Was davon sinnvoll ist, müssen Sie je nach konkreter Situation entscheiden.

Um beim Beispiel der kriselnden Ehe zu bleiben: Jeder der Partner (oder auch nur einer von beiden) kann sich dem Problem stellen und überlegen, ob es ihm die Ehe wert ist, an seiner persönlichen Verhaltensweise zu arbeiten und die Sache in ehrlicher Weise gemeinsam mit dem Partner in Angriff zu nehmen. Gelingt das trotz aller Bemühungen nicht, kann genauso auch eine Trennung, also eine Veränderung des Umfelds, dazu führen, die Fahrtrichtung zu verändern, die schwierigen Gefühle loszuwerden und in neue Energie zu kommen. Wie sich letztlich etwas ändert, ist immer unsere persönliche Entscheidung. Das schwierige Gefühl will uns zwar zum Handeln zwingen, gibt aber keine Richtung vor, wie wir es machen sollen. Es ist nur Motor, nicht Lenkrad.

Ziel des richtigen Umgangs mit Gefühlen und damit auch eine Art Erfolgskontrolle ist es, wieder angenehme Gefühle empfinden zu können. Darin steckt nicht zuletzt auch ein biologischer Sinn, denn anhand der angenehmen Gefühle streben wir danach, unsere Kraft zu entfalten und unsere Möglichkeiten auszuschöpfen.

Schwierige Gefühle sind auf diesem Weg letztlich nichts anderes als sinnvolle Quälgeister, die uns wieder und wieder zu sagen versuchen: »Kümmere dich – es geht auch anders. Und zwar besser!« Die Biologie unterstützt uns dabei, indem wir ihrem Gesetz folgen, nach dem diejenigen die besseren Überlebenschancen besitzen, die ihre Lebensenergien nachhaltig und optimal einsetzen. Übersetzt bedeutet das: Sich ständig zu ärgern sorgt dafür, dass wir schöne Lebensenergie einfach zum Fenster entfliehen lassen, so den Nährboden für verschiedene Krankheiten bereiten und letztlich womöglich sogar unser Leben verkürzen. Wenn wir das tatsächlich erst einmal wahrgenommen und verstanden haben, ist es nur noch ein kleiner Schritt hin zu Veränderungen. Denn wer will schon freiwillig auf die vielen schönen Momente im Leben verzichten?

»Auch im Tierreich sorgen Gefühle
für das ›richtige‹ Verhalten.«

Da wir gerade bei der Biologie sind, an dieser Stelle ein kleiner Gedankenausflug: Es ist mehr als wahrscheinlich, dass auch Tiere über ein rationell funktionierendes System lebenserhaltender Gefühle verfügen. Wenn wir davon ausgehen, dass es eine körperliche Grunderfahrung der Gefühle gibt und Tiere über verhältnismäßig wenig verstandesmäßige Kontrollmechanismen verfügen, liegt der Schluss nahe, dass sich das Verhalten in freier Wildbahn an etwas orientiert, das sich im Bereich der Gefühle abspielt. Wildlebende Tiere verhalten sich meistens aus ihrer Sicht richtig, sonst könnten sie gar nicht überleben, und sie reagieren dabei auf Signale, die sie aus ihrem Umfeld erhalten, also aus der Natur. Dazu gehört etwa die Aussendung elektromagnetischer Wellen. Ein besonders eindrucksvolles Beispiel ist hier der Stachelrochen, der anhand seiner extrem feinen elektromagnetischen Antennen über eine Entfernung von 15 Metern hinweg das Herzfeld eines Menschen erkennen kann (mehr dazu auf Seite 146).

Doch zurück zu uns Menschen. Richtig mit unseren Gefühlen umzugehen heißt letztendlich, die Möglichkeit zu nutzen, im bewussten und eigenverantwortlichen Umgang unsere gesundheitliche Entwicklung und unsere gesamte Lebensqualität sinnvoll zu unterstützen. Natürlich wird uns niemand dazu zwingen. Das ist das Los jeglicher Freiheit: Wir müssen sie erkennen und nutzen wollen, um sie genießen zu können. Mit der Freiheit, unseren Gefühlshaushalt auf »überwiegend angenehm« zu stellen, verhält es sich ganz genauso. Da es auch auf lange Sicht wohl keine Pille geben wird, die nachhaltig echte angenehme Gefühle verschafft, bleibt die Verantwortung für diese Freiheit ganz bei uns. Nutzen wir sie!

Dazu noch einmal ein eindruckvolles Beispiel aus meiner Praxis: Eines Tages kam eine Frau zu mir, bei der bereits eine schwere Depression diagnostiziert worden war. Kein Behandlungsansatz hatte bisher geholfen. Es lagen keine konkreten schwerwiegenden Gründe wie eine Traumatisierung vor. Vielmehr hatte sich die Depression langsam entwickelt, weil die Frau jahrelang ihre eigenen Bedürfnisse verdrängt hatte. Ihre Wünsche waren nie ein Thema gewesen, nie hatte sie sich etwas gegönnt, sondern es stattdessen immer für selbstverständlich gehalten, damit zufrieden zu sein, dass sie alles hatte, was für das tägliche Leben notwendig war. In ihrem Kopf kreiste ständig der Gedanke, dass sie doch mit dem zufrieden sein sollte, was sie hatte – und dennoch wurde sie das Gefühl nicht los, dass etwas fehlt. Was dieses »etwas« jedoch genau war, konnte sie nicht benennen.

Es geht mir nicht darum, dass wir bisweilen Pflichten erfüllen müssen, die uns nicht schmecken. Doch bei dieser Frau bestimmten, wie sich im Gespräch schnell herausstellte, diese Pflichten ihr Leben fast vollständig. Ihren ursprünglichen Berufswunsch hatte sie auf Drängen ihrer Eltern aufgegeben. Dann kamen Mann und Kinder, das Leben war angefüllt mit Aufgaben. Da noch Ansprüche an eigene Wünsche zu stellen, kam ihr absurd vor – auch weil man es ihr in der Kindheit nie so vorgelebt hatte. Also wurden diese Wünsche immer wieder hintangestellt, bis sie schließlich »verschwanden«. Ganz weg waren sie aber natürlich nie, sie wurden nur sehr erfolgreich verdrängt – und das mit enormem Energieaufwand. Der eigene Geist, der am liebsten träumt und wünscht, muss zu diesem Zweck schließlich aktiv eingegrenzt werden. Und das schränkt auch die Kreativität und Leistungsfähigkeit auf anderen Gebieten ein.

In der Therapie aktivierten wir das Gefühl der Eifersucht, indem ich die Patientin bat, sich eine Situation aus ihrer Kindheit vorzustellen, in der sie etwas nicht bekommen hatte, das sie sich sehr gewünscht hatte. Das Ziel war, zunächst überhaupt wieder ein Bewusstsein dafür zu schaffen, dass sie einmal etwas sehr gewollt hatte – und dass sie auch etwas gespürt hat, als sie es nicht bekam: nämlich Eifersucht und Neid.

Nach und nach gelang es der Frau, dieses Gefühl auch wieder auf die Gegenwart beziehen zu können und damit an den Grundfesten ihrer Depression zu rütteln. Natürlich verschwindet auch in diesem Moment die Depression nicht einfach. Aber die Frau war über die Arbeit mit dem Gefühl der Eifersucht in der Lage, an den Ursachen ihrer Erkrankung zu arbeiten und davon ausgehend weitere Schritte zu gehen.

## Schwierige Gefühle sind interessante Gefühle

Wer zu einer wissenschaftlichen Betrachtungsweise neigt, dem könnte dabei helfen, dass selbst Gefühle und der Umgang mit ihnen gewissen Gesetzmäßigkeiten folgen (siehe Seite 94 ff.). Diese Erkenntnis entzieht den Umgang mit Gefühlen ein wenig die schwer fassbare Sphäre, in der wir sie häufig wähnen, wenn wir uns noch nicht tiefer mit dem Thema auseinandergesetzt haben. Diese Gesetzmäßigkeiten erlauben es uns auch, logische Zusammenhänge zu erkennen und bestimmte Reaktionen vorherzusehen. Jeder Leser sollte seine eigenen Schlussfolgerungen aus den hier gemachten Ausführungen ziehen, denn selbst denken ist immer noch die vornehmste Menschenpflicht.

Spüren Sie also im Alltag Gefühle, sollten Sie üben, zunächst deren Botschaft zu verstehen und erst danach zu handeln. Je häufiger Ihnen das gelingt, desto mehr Erfahrung stellt sich ein. Diese wiederum stärkt Ihr Bauchgefühl und damit Ihre Entscheidungskraft. Das ist wie mit bestimmten Handlungen, die Sie wieder und wieder ganz automatisch durchführen. Zu Beginn mussten Sie sie lernen und ihre Ausführung häufig üben. Doch irgendwann gingen sie Ihnen in Fleisch und Blut über, sodass Sie sie heute fast unbewusst durchführen können. Letztlich führt das dazu, dass Sie selbst unausgesprochene Gefühle unmittelbar und richtig wahrnehmen können, und damit auch die bisherigen reflexartigen Verdrängungen von Gefühlen nicht mehr benötigen. Um die Angst vor schwierigen Gefühlen und ihren Botschaften ein wenig zu verringern, lassen Sie sich von mir sagen: Es gibt keine wirklich schlechten Gefühle, sondern immer nur interessante ...

## Wir können unsere Gefühle heilen – und was das »Innere Team« damit zu tun hat

Wie Sie gesehen haben, sind es vor allem die schwierigen Gefühle, die uns zu interessieren haben, denn sie entscheiden an vorderster Stelle mit über unser Lebensglück. Wenn wir die Botschaft eines schwierigen Gefühls umsetzen und zu Veränderungen gelangen, verhilft uns das unmittelbar und selbstbestimmt zu mehr Lebensenergie. Wir können es auf diese Weise schaffen, unnötige und unfruchtbare Stressreaktionen zu vermeiden und damit auch einen aktiven Beitrag zu unserer ganz persönlichen Gesundheitsvorsorge leisten. Wer glücklich und ohne krankmachenden Stress lebt, verringert erheblich sein Risiko, Opfer einer Volkskrankheit wie Altersdiabetes oder Bluthochdruck zu werden.

Wie jedoch jeder weiß, ist das mit den Veränderungen im Leben immer so eine Sache. Viele Umstände widersprechen einer schnellen Änderung, und viele Zweifel sind damit verbunden. Werden die Veränderungen überhaupt den gewünschten Erfolg haben? Ist hinterher alles besser oder nur noch schlimmer? Das sind Gedanken, für die sich niemand schämen muss, denn fast jeder von uns wird sie kennen und ab und zu hegen.

Es wäre also gar nicht schlecht, zusätzlich zur Arbeit mit den eigenen Gefühlen noch andere innere Kräfte hinzuziehen zu können, die diese Arbeit unterstützen und uns auf dem Weg zu Veränderungen weiterbringen können. Eine Möglichkeit möchte ich an dieser Stelle ausführlicher vorstellen: die Arbeit mit dem »Inneren Team«.

Das Modell des »Inneren Teams« kommt eigentlich aus der Unternehmensberatung und wurde entwickelt, um Kommunikationsstrukturen zu beschreiben und zu verbessern. Sein »Erfinder«, Professor Schulz von Thun, wurde damit zum meistzitierten Kommunikationswissenschaftler im deutschsprachigen Raum.

Warum kann dieses Modell auch in unserem Zusammenhang hilfreich sein? Wenn Sie einmal überlegen, wie sich Ihr Ich darstellt, werden Sie schnell erkennen, dass es sich nicht um irgendein unbestimmbares Wesen handelt, sondern dass es Strukturen gibt, die sich beschreiben und für Veränderungsprozesse anwenden lassen. Eine Mitarbeiterin Schulz von Thuns übertrug sein Modell erstmals auf die Psychotherapie und schuf die Grundlagen, um die inneren Anteile und Kräfte des Menschen zu beschreiben und auch therapeutisch nutzbar zu machen.

Wer über Gefühle nachdenkt und darüber, was sie im Leben bewirken, bekommt mit dem Modell des »Inneren Teams« weitere Werkzeuge für die eigene Gefühlsarbeit an die Hand. Ihr Gebrauch ist für jeden Laien zu erlernen, und Sie werden sehen, wie sich die Gesetze, die Sie bereits generell auf Ihre Gefühle angewendet haben, auch auf einzelne Kräfte in sich erweitern lassen.

## Das »Innere Team« als Helfer der Gefühle

Der Name »Inneres Team« spricht im Grunde für sich: Das Modell geht von der Vorstellung aus, dass einzelne Entscheidungsprozesse sowie die gesamte Entwicklung eines Menschen immer von verschiedenen »Abteilungen« oder Verantwortlichen mit beeinflusst werden, so wie es in einem Team der Fall ist. Der Einzelne hat beschränkte Macht, Ergebnisse entstehen immer erst durch die Mitwirkung (oder eben auch Nicht-Mitwirkung) aller. Im Mittelpunkt, gewissermaßen als Chef unserer Persönlichkeit, steht das Ich oder auch Selbst. Um dieses herum gruppieren sich die weiteren Teammitglieder: Ego/Körper, Inneres Kind, Verstand, Antreiber/Perfektionist, Faulenzer/Genießer, Eltern-Ich, Geist sowie Gefühle. All diese Kräfte können vom Selbst als Berater hinzugezogen werden. und so wie in einem guten Team jeder besondere Fähigkeiten hat, mit denen er zum Gesamterfolg beitragen kann, besitzt auch jede dieser Kräfte besondere charakteristische Eigenschaften. Diese sind jedoch nicht unendlich, weshalb jede Kraft auch irgendwann an ihre natürliche Grenze stoßen wird, über die hinaus sie nichts beitragen oder ausrichten kann.

Interessant am Zusammenwirken dieser Kräfte ist die Tatsache, dass jede von ihnen ein Einspruchs- oder Widerspruchsrecht hat. Sollten also innere Prozesse ablaufen, bei denen eine der Zuständigen einfach übergangen wird, kann es vorkommen, dass Widerspruch eingelegt wird, um den jeweiligen Prozess zu stoppen. Ist dies häufig der Fall, kann das die Entwicklung eines Menschen insgesamt hemmen. Wie in einem echten Team sind Alleingänge des Anführers also immer zu vermeiden. Sie führen zwar manchmal zu kleinen Teilerfolgen, nie aber zum Sieg des großen Ganzen – und somit auch nie zu wirklichem Glück.

**»Wird eine Instanz des ›Inneren Teams‹ übergangen, kann das die Entwicklung des Menschen blockieren.«**

Auch im Inneren Team kann ein Wechsel auf dem Chefsessel stattfinden. Wenn das Selbst zu schwach ist, wird sich möglicherweise der Antreiber und der innere Perfektionist den Stuhl unter den Nagel reißen, um das Kommando zu übernehmen. Das führt dann unter Umständen dazu, dass der Antreiber behauptet, für den Arbeitsplatz und die eigene Karriere immer mehr und mehr tun zu müssen, während der Perfektionist ergänzt, dass es nicht nur um Quantität gehe, sondern auch qualitativ immer nur das Beste gut genug sei, also inhaltlich viel mehr herausgeholt und immer noch eins oben draufgesetzt werden müsse. Haben diese beiden erst einmal das innere Kommando übernommen, schieben sie die restlichen Teammitglieder gerne zur Seite, weil sie beim ständigen Streben nach höheren Weihen im Job nur stören würden. Allerdings heißt das Zur-Seite-Schieben nicht, dass die restlichen Verantwortlichen verschwunden sind und keine Rolle spielen. Im Gegenteil, sie sind sehr wohl da, erheben Einspruch und beeinflussen unsere Gesamtentwicklung, indem sie uns zunächst behindern und später komplett hemmen. Wir sehen hier nicht zu Unrecht Parallelen zu den schwierigen Gefühlen, bei denen eine Verdrängung oder Unterdrückung ebenfalls nicht funktioniert und die genauso für eine Blockade sorgen. Wie im echten Leben lohnt es sich also, aufs ganze Team zu schauen und auch das langsamste Mitglied nicht unter Druck zu setzen, sondern immer mitzunehmen, damit es zum Erfolg beitragen kann.

## Mit dem »Inneren Team« arbeiten

Mit ein wenig Übung und wachsenden Kenntnissen über die Stärken und Schwächen unserer einzelnen inneren Kräfte lässt sich oft recht schnell herausfinden, wer aus dem Inneren Team gerade die Richtung vorgibt, von wem Unterstützung kommt, aber eben auch, welche Kräfte nicht richtig mitmachen oder sogar Widerspruch eingelegt haben und uns hemmen – zeitweilig oder bis zum kompletten Entwicklungsstillstand.

Beispiele für so eine Hemmung durch einzelne Teammitglieder sind häufig unerklärliche Ängste bei ansonsten gesunden erwachsenen Personen. Diese sind fast schon regelhaft dem »Inneren Kind« zuzuordnen. Das gilt besonders dann, wenn die eigentlich mitten im Leben stehende Person hilflos erscheint oder sich offenbar in einer unangenehmen Opferposition wiederfindet. Interessant ist auch, wie man es schafft, mit dem Widerspruch des Verstands umzugehen. Diese Problematik haben wir zum einen wohl alle schon einmal erlebt. Zum anderen hat sie mit unseren Gefühlen zu tun. Zu fühlen, etwas tun zu müssen, aber es nicht zu tun, weil der Verstand blockiert und uns rät, es lieber zu lassen, gehört zu den unangenehmsten Situationen unseres Alltags.

Allgemeiner formuliert: Steht ein Mensch vor einem geistigen Entwicklungsschritt in eine zunächst ungewisse Zukunft, kommt jedoch nicht richtig weiter, so ist es häufig sein Verstand, der nicht mitspielen möchte und entsprechend seinen Widerspruch einlegt. Auch in diesem Fall ist Verdrängung keine gute Idee, man sollte also nicht einfach »den Verstand ausschalten« und drauflos handeln. Vielmehr sollte man versuchen, den Verstand wertschätzend direkt anzusprechen, und ihn bitten, den geplanten, aber schwer verstehbaren Entwicklungsschritt nicht zu behindern, auch wenn das Ergebnis nicht verstandesmäßig abzusehen ist. Man kann beispielsweise den Verstand bitten, nicht mit einem »Nein« zu stimmen, sondern sich dieses Mal der Stimme zu enthalten. Gleichzeitig sichert man ihm spätere Beteiligung zu. Nach dem angestrebten Entwicklungsschritt werde man erneut auf ihn zukommen und ihn um eine Einschätzung der Lage bitten.

Das mag im ersten Moment seltsam klingen, ist aber letztlich nichts anderes als eine Gewichtung der Stimmen. Eine Chance zu ergreifen, deren Auswirkungen nicht bis in letzte Einzelheiten absehbar sind, ja, diese Chance überhaupt als Chance zu sehen, fällt vielen Menschen schwer, und so bleiben etliche davon ungenutzt. Entsprechend verpassen diese Menschen häufig ihre Entwicklungsmöglichkeiten. Hier kann es sich lohnen, sich den Entscheidungsprozess anhand des Modells vom »Inneren Team« vorzustellen und entsprechend zu verfahren – in diesem Beispiel mit dem Verstand. So gelingt es, nichts zu übersehen, aber auch keine Blockade zuzulassen.

Ein derart wertschätzend angesprochener Verstand wird den Entwicklungsfortschritt der ganzen Persönlichkeit (des gesamten Teams) spüren und zufrieden sein, auch wenn er von Natur aus zurückhaltend ist und sich gegenüber Neuerungen eher vorsichtig oder gar richtig misstrauisch zeigt. Er wird letztlich immer noch nicht so ganz verstanden haben, worum es eigentlich geht, doch im Erfolgsfall wird er bemerken, dass es sich lohnen kann, denjenigen Verantwortlichen zu vertrauen, die im Hinblick auf die entsprechenden Entwicklungsschritte einfach mehr Kompetenz besitzen. Er ist dann zufrieden und wird sich in einer ähnlichen Situation eher in der Lage sehen, Zurückhaltung zu üben, Vertrauen zu zeigen und von vornherein auf einen Widerspruch zu verzichten. Schließlich hat er gesehen, dass dies für die Entwicklung der Gesamtpersönlichkeit durchaus gut sein kann und er deswegen auch etwas davon hat. Der Verstand funktioniert da nicht anders als man es vor allem vom Faulenzer und Genießer erwarten würde. Aber an Verbesserungen teilzuhaben, ohne selbst etwas dafür tun zu müssen, gefällt eigentlich jedem.

## Geist und Ego

Eine weitere interessante Verbindung aus dem Inneren Team, die uns auch im Zusammenhang mit der Betrachtung unserer Gefühle helfen kann, möchte ich an dieser Stelle noch herausheben. Es geht dabei um das Verhältnis von Ego/Körper und Geist sowie dessen Auswirkung auf unsere Psyche. Ego hat in diesem Fall nichts mit den Begriffen Egoismus oder Egozentrik zu tun, es geht nicht darum, dass jemand ein übersteigertes Ego im Sinne einer Überheblichkeit besitzt. Ego im Sinne des Inneren Teams bezieht sich immer auf den Körper und die Pflege desselben im weitesten Sinne. Das ist wichtig zu wissen, weil wir mit dem Egoismus überwiegend Negatives verbinden, weshalb die meisten Menschen ihren eigenen liebend gerne eindämmen oder loswerden würden, weil sie ihn als Selbstsucht empfinden.

Das Ego des »Inneren Teams« jedoch ist ein natürlicher und notwendiger Anteil, der sich um unsere körperliche Entwicklung kümmert und dafür verantwortlich ist, dass wir in dieser Hinsicht mit allem Notwendigen versorgt werden. Im Gegensatz zum Geist, der für Pläne und bisweilen hochtrabende Zukunftsträume zuständig ist, reicht es dem Ego dabei, für gutes Essen, gute Kleidung und sonstige Annehmlichkeiten zu sorgen. Das Ego freut sich, wenn der Geist zufrieden ist, in diesem wohlbereiteten Heim zu wohnen. Jedes Lob des Geistes macht das Ego glücklich.

Geist und Ego arbeiten allerdings nicht direkt zusammen. Zwischen ihnen vermittelt eine weitere Ebene – und an dieser Stelle wird es besonders interessant, denn diese Ebene ist die Psyche.

Wir wissen, dass ausgeglichene und zufriedene Menschen in der Regel sowohl zu ihrem Ego/Körper als auch zu ihrem Geist ein gutes Verhältnis haben. Bei ihnen wohnt gewissermaßen der Geist gerne in einer zufriedenstellenden Wohnung des Körpers. Beide Instanzen kommen gut miteinander zurecht, was im Endeffekt dazu führt, dass es auch der Psyche gut geht. Und geht es der Psyche gut, geht es auch unseren Gefühlen gut. Es gibt also keinen Grund für schwierige Gefühle, wenn wir uns sowohl körperlich als auch in unserer geistigen Entwicklung wohlfühlen und den Ist-Zustand problemlos akzeptieren können. Arbeiten Geist und Ego jedoch gegeneinander, stört das unsere Psyche und auch unsere Gefühle geraten durcheinander.

Wichtiger noch ist vielleicht der Umkehrschluss: Erkennen wir bei einem Menschen Verwirrungen in der Psyche, bedeutet das immer, dass es mindestens einer von beiden Ebenen, dem Ego oder dem Geist, nicht gut geht. Dabei stellt sehr häufig das Ego das vordringlichere Problem dar und bedarf zuerst einer zusätzlichen Unterstützung. Werden also Menschen in ihrer körperlichen Befindlichkeit unterstützt, führt das häufig ohne weitere Maßnahmen auch zu einer Stabilisierung der Psyche. »Mens sana in corpore sano«, in einem gesunden Körper wohnt ein gesunder Geist, heißt es beim römischen Dichter Juvenal, und auch wenn dieser Satz mit Achtsamkeit und Respekt verwandt werden sollte, beschreibt er doch den oben genannten Zusammenhang zwischen Geist und Ego sowie ihren Auswirkungen auf die Psyche und unsere Gefühle.

Von der umfangreichen Anwendbarkeit dieses Modells profitieren in der Therapie praktisch alle Patienten. Genauso erhoffen sich die Teilnehmer von Kursen und Seminaren, etwa Menschen aus sozialen Berufen, ihre eigenen Möglichkeiten besser auszuschöpfen und für eine gute persönliche und berufliche Entwicklung sorgen zu können.

## Gefühle wirken nach innen und nach außen

Jedes Wochenende können wir es wieder beobachten: Abertausende Menschen pilgern in die Stadien der Bundesliga-Clubs, um 22 Männer hinter einem kleinen Ball herrennen zu sehen, in der Hoffnung, dass ihre eigene Elf mindestens ein Tor mehr schießt als die gegnerische Mannschaft. Sie sind aufgeregt, schreien die Spieler von der Tribüne herunter an, obwohl diese sie gar nicht hören können, stehen auf, applaudieren, setzen sich wieder hin, stehen wieder auf, raufen sich die Haare ... Bisweilen fließen in besonderen Spielsituationen sogar Tränen. Es ist unschwer zu erkennen, dass wir es hier mit erheblichen Gefühlsausbrüchen zu tun haben. Wobei im Wort »Ausbruch« schon die Besonderheit steckt, um die es auch in diesem Abschnitt gehen soll.

Wie bereits ausführlich beschrieben, wirken Gefühle auf die Person ein, die sie empfindet. Doch aufgrund ihrer physikalisch-elektromagnetischen Eigenschaften strahlen Gefühle genauso nach außen, auf die Umgebung und die Personen, die sich in dieser Umgebung befinden. Dort angekommen bewirken sie etwas bei den Empfängern. Es lohnt sich also, sich genauer anzusehen, was passiert, wenn das gleiche Gefühl von nur einer, von einigen wenigen oder – wie in unserem Fußballbeispiel – von sehr vielen Menschen gleichzeitig empfunden wird.

### Besonderheiten kleiner Gruppen

Die kleinste denkbare Gruppe besteht aus zwei Personen. In dieser Gruppe sind beide Empfänger und Sender von Gefühlen. Das geht gar nicht anders, denn wie wir gesehen haben, schlafen unsere Gefühle nie, sondern arbeiten Tag und Nacht durch. Sie sind immer auf Sendung, aber auch immer auf Empfang. Allerdings müssen bestimmte Voraussetzungen gegeben sein, damit Gefühle klar wahrgenommen werden können: Auf Seiten des Senders müssen klare Gefühle ausgesandt werden, während der Empfänger frei für den Empfang sein muss und nicht zu sehr von anderen Dingen abgelenkt werden darf. Besteht diese Klarheit nicht, wird der Gefühlsempfang bisweilen undeutlich und wir können nicht genau zuordnen, was da gerade an uns herankommt.

Um zu verstehen, wie diese Sender-Empfänger-Sache funktioniert, reicht es, sich eine alltägliche Situation einer Familie mit Kindern vorzustellen: Das Kind kommt aus der Schule nach Hause, selbstständig, da der Weg nicht so weit ist, dass es abgeholt werden muss. Das heißt, seit der morgendlichen Verabschiedung haben sich Mutter beziehungsweise Vater und Kind nicht wieder gesehen, und sie hatten auch keine Gelegenheit, miteinander zu sprechen. Trotzdem haben die Eltern noch vor dem Moment, in dem das Kind zur Tür hereinkommt, das untrügliche Gefühl, es sei traurig und habe Kummer.

Stelle ich in meinen Seminaren die Frage, wer so etwas kennt, melden sich mindestens 80 Prozent der anwesenden Mütter und Großmütter und mittlerweile auch etwa 20 Prozent der Väter – Tendenz steigend. Das kann nur heißen, dass ihre Wahrnehmung noch etwas anderes erspürt haben muss, als das, was sie mit ihren Augen und Ohren erfassen konnten. Und dass sie dabei ganz offenbar auf die Radiowellen der Gefühle reagiert hat, die zwischen Eltern und Kindern natürlich noch einmal eine besondere Wellenlänge besitzen.

»Wenn sich zwei Menschen gut kennen, verstehen Sie sich einander auch ohne Worte.«

Auch Menschen ohne Kinder werden sich an vergleichbare Situationen erinnern können, zumeist mit einem geliebten Menschen oder auch guten Freunden. So können zum Beispiel Paare, die lange zusammen sind, einander oft auf diese Weise »lesen« und brauchen wenig Worte, um festzustellen, dass es dem anderen gerade nicht besonders gut geht. Bisweilen funktioniert dieses Sender-Empfänger-Spiel sogar über sehr große Entfernungen, wenn es eine besondere emotionale Verbundenheit zwischen beiden »Stationen« gibt.

Ein gutes Beispiel sind auch Vorträge im weitesten Sinne, etwa auf einem Seminar, aber auch »Vorträge« wie ein Verkaufsgespräch. Wenn der Sender, also der Vortragende oder Verkäufer, die passenden Gefühle zu dem aussendet, was er sagt, empfinden wir das als ehrlich. Bei einer Veranstaltung sind wir dann eher geneigt, dem Redner inhaltlich zu folgen und uns zumindest mit den Sachargumenten auseinanderzusetzen. Im Falle des Verkäufers sind wir den Verkaufsargumenten mehr geneigt zu glauben, als wenn wir das Gefühl haben, da versucht jemand, uns zu beeinflussen und übers Ohr zu hauen. Nicht zuletzt sind die »besten« Verkäufer diejenigen, die es schaffen, auch unsere Gefühle »auszutricksen«. Dagegen erleben wir diejenigen, die etwas anderes ausstrahlen, als sie sagen, in der Regel als übergriffig. Sie sind gewissermaßen die »Teppichverkäufer« unseres Lebens – egal, ob sie uns Waren, Dienstleistungen oder Inhalte verkaufen wollen.

Versuchen Sie, auf einer Veranstaltung einmal bewusst darauf zu achten, ob und wann ein Vortrag »kippt«. Mit etwas Übung spüren Sie, welche Daten und Argumente mit Überzeugung und einem entsprechend guten Gefühl geäußert werden und ab wann das Gesagte wackelig und fragwürdig erscheint. Das passiert häufiger (wenngleich natürlich längst nicht immer), und es ist für den Zuhörer eine gute Übung als Gefühlsempfänger, diesen Punkt genau zu benennen. Besonders schön kann man das übrigens an Politikerreden üben. Die Politik ist für alle, die lernen wollen, Gefühle zu erproben, die reinste Spielwiese.

Was für andere gilt, gilt natürlich auch für einen selbst. Sollten Sie in die Verlegenheit kommen, einen Vortrag halten zu müssen, überprüfen Sie bei der Vorbereitung ehrlich – vielleicht mithilfe eines Freundes – welche Gefühle Sie selbst bei Ihrer Rede haben und welche Sie aussenden. Das erleichtert letztendlich den Vortrag, weil Sie ihn mit gutem Gefühl und Wahrhaftigkeit halten können. Das macht allen mehr Spaß, vor allem Ihnen selbst.

Ich möchte an dieser Stelle nochmals einen kurzen Ausflug ins Tierreich machen – zurück zu den Stachelrochen, die ich bereits kurz erwähnt habe. Sollten Sie jemals Gelegenheit haben, ein solches Tier in einem Großaquarium zu sehen: Nutzen Sie sie. Wenn Sie Glück haben, ist gleichzeitig eine Schulklasse anwesend. Kinder haben nämlich eine höhere Herzfrequenz als Erwachsene und interessanterweise ähnelt diese Frequenz der des Stachelrochens. Und die finden es schon sichtlich schön, wenn sich ein (!) Kind dem Becken nähert. Ist es gleich eine ganze Gruppe, gerät der Rochen geradezu in freudige Erregung. Da meist nicht nur ein Tier im Becken lebt, kann man dann beobachten, wie alle in Richtung der Glasscheibe schwimmen und sich dort drängeln, wo sich auch die Kinder befinden. Mit Erwachsenen tun Rochen sich aufgrund der niedrigeren Herzfrequenz schwerer. Doch gibt es auch hier Berichte, dass die Tiere einzelne Menschen an ihrem Herzfeld wiedererkennen, insbesondere wenn sie vorher von ihnen gefüttert wurden oder anderweitig eine Beziehung aufgebaut haben.

»Der Stachelrochen ist ein Kinderfreund – weil Kinder auf der gleichen Frequenz funken.«

Der Zusammenhang zwischen Gefühlen und dem Herzen, der in diesem Buch schon häufiger Thema und für mich als Kardiologen schon immer im Blickfeld war, zeigt sich auch in den Messungen des amerikanischen HeartMath-Institutes. Dort hat man festgestellt, dass sich Gefühle unmittelbar auf die Herzschlagfolge auswirken – und zwar entweder »verstressend« oder »entspannend«. Das elektromagnetische Feld des Herzens arbeitet also gewissermaßen als Verstärker unserer Gefühle. Während ein angenehmes Gefühl die Herzschlagfolge harmonisiert, bewirken unangenehme und schwierige Gefühle, dass sie sich in Richtung Chaos und damit Stress verändert. Es fällt nicht schwer sich vorzustellen, welch immense Auswirkungen Gefühle auf die Arbeit unseres Herzens haben und wie dauernder Stress die Gefahr eines Herzinfarkts und von Herzrhythmusstörungen verstärkt.

## Besonderheiten großer Gruppen und Menschenansammlungen

Kommen wir nun zurück zu unserem Eingangsbeispiel. Natürlich gelten die bisher beschriebenen Muster auch für große Menschengruppen. Doch kommt hier noch eine wichtige Ebene dazu, die sich auch in der Geschichte bisweilen unangenehm bemerkbar macht: eine quantitative Ebene, die sich qualitativ auswirkt.

Wenn viele Menschen zusammenkommen und in ihnen die gleichen Gefühle wirksam sind, können diese Gefühle eine enorme Wucht entfalten – so stark, dass sie in ihrer Auswirkung bisweilen unkontrollierbar sind. Dabei muss Zusammenkommen gar nicht unbedingt ein wirkliches lokales Zusammensein bedeuten, wie wir es zum Beispiel im Fußballstadion erleben. Auch Menschen, die räumlich voneinander getrennt sind, können dieses Zusammensein erleben, wie uns Massenbewegungen ganzer Gesellschaften in der Geschichte immer wieder deutlich vor Augen geführt haben: oft schmerzhaft, zuweilen aber – wie zuletzt die Fridays-for-Future-Bewegung – auch positiv.

Ich habe an früherer Stelle bereits über die Stärke von Gefühlen gesprochen, die bei der Arbeit damit eine wichtige und bedenkenswerte Qualität darstellt. Bestandteil dieser Qualität ist aber auch, dass solche starken Gefühle immer die Gefahr bergen, uns zu überrollen, komplett zu überwältigen und uns damit manchmal vielleicht auch Dinge tun lassen, die wir eigentlich gar nicht wollen. Und selbst wenn es reizt, diese Erscheinung überwiegend anhand von kritischen Beispielen zu beleuchten, will ich doch einen kleinen Schlenker zu einem Ereignis machen, das auch die positive Seite von Gefühlsgleichheit in großen Gruppen zeigt. So gibt es etwa zahlreiche wissenschaftliche Untersuchungen und Veröffentlichungen zur Herzschlagangleichung (Herzkohärenz) in großen Gruppen. Die meisten dieser Veröffentlichungen verdanken wir dem bereits erwähnten HeartMath-Institute in den USA, das auf diesem Gebiet wirklich Bemerkenswertes leistet. Ein schönes Beispiel ist eine Untersuchung, die bei einem Vortrag vor mehr als 100 Zuhörern durchgeführt wurde. Es war ein mitreißender Vortrag, und wie Sie in meinen vorherigen Ausführungen gelesen haben, hat eine solch positive Qualität einer Rede immer auch mit dem stimmigen Gefühl des Vortragenden zu tun. Nachdem der Vortrag beendet war, wurden die Zuhörer aufgefordert, sich die Hände zu reichen. Während dieses Vorgangs wurde die Herzfrequenz aller Beteiligten gemessen. Das eindrucksvolle Ergebnis: Vorne auf der Leinwand konnte gezeigt werden, wie sich innerhalb weniger Minuten die Herzschläge der Besucher harmonisierten – obwohl sich diese Menschen zum größten Teil zuvor noch nie begegnet waren. All diese Herzen schlugen plötzlich im gleichen Takt, ein Phänomen, das wir Herzkohärenz nennen und das dank solcher Messungen gerne auch als objektiver Maßstab für die Qualität von Vorträgen genutzt wird.

Solche Untersuchungen sind ein großartiger Beleg dafür, wie Gefühle und Stimmungen innerhalb von großen Menschengruppen überspringen, sich übertragen und in allen Empfängern eine ganz ähnliche Reaktion auslösen.

Das grundsätzliche Phänomen der spontanen Angleichung (Spontansynchronisation) von Frequenzen wurde übrigens bereits 1657 von Christiaan Huygens gezeigt – anhand der Synchronisation von Uhren. Ganz einfach kann man dies übrigens mit fünf

Metronomen ausprobieren, deren Pendel man zunächst einmal in unterschiedliche Richtungen anstößt. Trotz der anfänglichen »Disharmonie« dauert es nicht lange, dann sorgen die Schwingungen im Raum dafür, dass alle fünf schön gleichmäßig nebeneinanderher pendeln.

Sich von einem massenhaften Gefühlsausbruch nicht mitreißen zu lassen, ist sehr schwierig, diesbezüglich sollten wir keiner Täuschung erliegen. Menschen, die behaupten, ihnen könne das nicht passieren, sind entweder noch nie in eine derartige Situation geraten, oder sie waren in einer und haben selbst gar nicht gemerkt, wie sehr sie sich in ihrer vermeintlichen »Haltung« von einer allgemeinen Stimmung beeinflussen ließen.

»Gefühlsübertragung als Massenphänomen kann in alle Richtungen ausschlagen. Deshalb lohnt es sich, den Wirkweisen gegenüber immer aufmerksam zu sein.«

Immer wieder erleben wir, wie kritisch das beschriebene Phänomen bei Massenhysterien und unkontrollierten Gefühlsausbrüchen sehr vieler Menschen werden kann. Denken Sie nur an die Katastrophe bei der Love Parade vor vielen Jahren. In einer solchen Situation wirken Ängste. Der ganze Körper ist auf Flucht oder Kampf eingestellt, dem Gehirn wird eingeredet, es gehe um nichts weniger als schlicht und ergreifend um »alles«. Diese Ängste greifen so stark um sich, dass sich kaum jemand dem Gefühls-Beben entziehen kann. Grundsätzlich sind es vergleichbare Gefühlsübertragungen, die bei einer Massenhysterie, in einem Fußballstadion oder bei massiver politischer Propaganda auftreten können.

Ich sollte an dieser Stelle allerdings noch anmerken, dass es sich bei aller hohen Wirksamkeit nicht um eine unabänderliche Erscheinung handelt. Immer wieder haben gerade in der Geschichte einzelne Menschen gezeigt, dass es sehr wohl möglich ist, sich einer Massenhysterie zu entziehen, wenn man – theoretisch und praktisch – sehr gut eingestellt und vorbereitet ist. Das Wissen, das ich in diesem Buch vermitteln möchte, kann Teil einer solchen Vorbereitung sein. Denn wenn man weiß, wie seine Gefühle funktionieren und wie sie bisweilen versuchen, mit einem zu spielen, kann man sehr viel aktiver mit diesem Wissen arbeiten.

## Wie sich Menschen steuern lassen

Ich möchte an dieser Stelle eine kleine Liste ergänzen, die zeigt, wie die Kraft der Gefühle von Menschenmassen immer und immer wieder ausgenutzt wird. Sie können diese Liste sicher noch mit eigenen Ideen und Erfahrungen erweitern:

- Ängste werden gezielt befördert, beispielsweise Ängste vor Krankheiten, um damit Gesundheitsleistungen zu steuern.
- Populistische Politiker leben davon, Gefühle massiv anzustacheln und mit der Wucht dieser Gefühle dann zu versuchen, bestimmte Maßnahmen durchzusetzen. Man denke an Überwachungsmaßnahmen und Ähnliches. Auch Umfragen zur Beliebtheit von Politikern gehören in diese Liste, da sie gezielten Beeinflussungsversuchen unterliegen – generell die Beeinflussung beziehungsweise Erzeugung »gefühlter Wirklichkeiten«, bei denen es bewusst nicht um Inhalte geht, sondern darum, was die Masse der Menschen zu fühlen bereit ist.
- Im Anschluss an den vorgenannten Punkt müssen sicher noch die modernen sozialen Netzwerke wie Facebook oder Twitter ausdrücklich erwähnt werden, da wir hier immer wieder die beabsichtigte Beförderung von massenhaften Gefühlsausbrüchen erleben. Das gezielte Streuen von Falschmeldungen (Fake News) dient dazu, ein gemeinsames Bewusstsein für oder gegen eine Sache zu erzeugen, ohne der Sache an sich gerecht zu werden.

Die Tatsache, dass selbst Menschen, die wir für vernünftig und intelligent halten, sich von solchen Massenhysterien einfangen lassen, zeigt, wie mächtig Mechanismen sind, die gleiche Gefühle in vielen verschiedenen Menschen auszulösen vermögen.

Auch hier spielt wieder die Physik eine Rolle, genauer gesagt, die bereits häufiger erwähnten elektromagnetischen Eigenschaften unserer Gefühle, die sie Gesetzmäßigkeiten folgen lassen. Diese Gesetzmäßigkeiten machen Gefühle berechenbar und man kann sie damit auch leichter ausnutzen. Insofern lässt sich natürlich auch das in diesem Buch vermittelte Wissen missbräuchlich einsetzen. Die Geschichte ist voll von Entdeckungen und Erfindungen, die sowohl zum Guten als auch zum Bösen benutzt werden können – man denke nur an die Atomspaltung. Die Freiheit des Individuums bedingt auch, dass wir uns bemühen, moralisch zu handeln und die Freiheit des Anderen zu achten. Innere Steuerung ist wichtig, dann bewirkt auch eine Massenpsychose nicht zwingend etwas Negatives.

Den Fußball hatte ich bereits eingangs erwähnt. Er ist insofern besonders brauchbar, weil bei Massenbewegungen häufig Spiele zum Tragen zu kommen scheinen. So gab es beispielsweise bereits bei den alten Römern das Prinzip des »panem et circensis«. Interessanterweise geht auch diese Formulierung auf den Satirendichter Juvenal zurück, den ich bereits an anderer Stelle erwähnte. Es scheint, als hätte eine intensive Unterhaltung mit diesem Mann eine hochinteressante Angelegenheit sein können. Schließlich hat er die Strategien und Strukturen von Macht anhand der Ausnutzung von Gefühlen schon zu seiner Zeit sehr gut erkannt.

Der Begriff »Panem et circensis«, Brot und (Zirkus-)Spiele, ist bis heute gebräuchlich, um zu beschreiben, wie Menschen massenhaft beeinflusst und gelenkt werden. Dabei bezeichnete er einst nichts anderes, als dass verschiedene römische Herrscher zum einen kostenloses Getreide verteilen ließen, zum anderen aber eben auch Vergnügen in Form von Spielen zur Verfügung stellten. Allerdings geschah das auch damals nicht ohne Hintergedanken, sondern sollte die Volksmassen bei Laune und damit unter Kontrolle halten.

Im Spiel kann sich eine große Anzahl von Menschen noch heute Gefühle erlauben und persönlich ausleben, ohne direkt beteiligt zu sein. Der moderne Fan und Zuschauer auf der Tribüne muss weder hinter dem Ball herrennen und Gefahr laufen, nicht wieder aufgestellt zu werden, wenn er versagt – genauso wenig wie der Römer im Forum sich mit seinem eigenen Leben dem Löwen stellen musste. Wir haben Stellvertreter auf dem Rasen oder in der Arena, die uns intensive Gefühle bescheren.

Wenn wir fühlen, leben wir. Wenn wir intensiv fühlen, empfinden wir auch unser Leben als intensiv. Und genau das ist es, was unsere Gefühle wollen: uns ein intensives Leben schenken. Dabei ist den Gefühlen selbst vollkommen egal, warum starke Gefühle vorhanden sind. Die römischen Herrscher nutzten das, um die Gefühle der Bürger mit für sie vollkommen unbedeutenden Spielereignissen zu »befüllen«. Das schützte zuverlässig vor Umsturzversuchen. Die Leute waren schließlich schlicht und ergreifend zu beschäftigt dafür.

»Das Spiel beschert uns intensive Gefühle.
Und genau das ist es, was unsere Gefühle wollen:
uns ein intensives Leben schenken.«

Vielfach funktioniert unsere heutige Gesellschaft immer noch nach dem gleichen Prinzip. Wenn Mächtige von unangenehmen Dingen oder sogar grenzwertigen Machenschaften ablenken wollen, versuchen sie, dem Bürger auf andere Weise seine »Leckerlis« und damit auch gute Gefühle zu verschaffen.

Wenn Menschen, die mit Fußball als Sport wenig am Hut haben, vieles in diesem Zusammenhang als nicht nachvollziehbar abtun oder zumindest sehr erstaunt darüber sind, zeigt das nur, dass das Prinzip auch hier hervorragend funktioniert. Obwohl es für die Entwicklung der Gesellschaft vollkommen gleichgültig ist, wer ein Fußballspiel gewinnt, ist aus diesem Sport ein milliardenschweres Geschäft geworden, das letztlich einzig und allein auf der massenhaften Beeinflussung der Gefühle der Fans beruht.

Für uns Ärzte wird das Thema der Massenphänomene immer wichtiger, weil auch das mittlerweile gehäufte Auftreten sogenannter Volkskrankheiten, wie Übergewicht, Diabetes oder Arthrose in diesen Bereich fällt. Mediziner jeglicher Tradition sind dabei angehalten, nach in der Masse auffindbaren Zusammenhängen von Ursache und Wirkung zu suchen – mit einem medizinischen Fachbegriff als »Pathophysiologie« bezeichnet. Volkskrankheiten fallen schließlich nicht einfach vom Himmel, quasi als Arbeitsbeschaffungsmaßnahme für das medizinische Personal. Sie stehen genauso im Zusammenhang mit massenhaften Gefühlsverwirrungen wie andere Phänomene.

»Auch sogenannte Volkskrankheiten sind ein Ausdruck massenhafter Gefühlsbeeinflussung.«

Als Fazit für jeden Einzelnen lässt sich feststellen, wie wichtig es ist, um die Macht und Wirksamkeit von Massengefühlen zu wissen. Denn dieses Wissen schützt. Es kann uns helfen, ein gesundes Misstrauen zu entwickeln und vorbereitet zu sein, um widerstehen zu können, wenn es sinnvoll erscheint. Vermutlich lässt sich sogar der Genuss eines Massenphänomens wie Fußball noch steigern, wenn man sich bewusst darauf einlässt und die Stärke des Gefühls einfach genießt.

Auf jeden Fall nötigt uns der Wunsch nach einem selbstbestimmten Leben dazu, auf unsere Gefühle zu achten und vor allem auch darauf, wo sie herkommen.

Warum unser Bauch unser zweites Gehirn ist

.........................

Wie wir in den Dialog mit unseren Gefühlen treten

.........................

Welche Methoden es gibt, Gefühle
zu betrachten und aufzuzeichnen

# Was ich als Herzmediziner aus der Arbeit mit Gefühlen lerne

Ich habe zu Beginn dieses Buches von zwei Herzinfarktpatienten erzählt, die meinen Weg bei der Erforschung der Gefühle maßgeblich mitbestimmt haben. Natürlich waren diese Männer nicht die einzigen Beispiele. Immer wieder und mit der Zeit immer häufiger wurde mir klar, dass eine rein organische Betrachtungsweise für uns Ärzte viel zu kurz greift – nicht nur in Bezug auf mein Arbeitsfeld, das Herz, sondern auf den ganzen Körper. Ich möchte daher an dieser Stelle noch einmal einen Blick auf die Zusammenhänge werfen, um die in den bisherigen Kapiteln gewonnenen Erkenntnisse zusammenzuführen und auf den Punkt zu bringen.

## Der Bauch ist das eigentliche Gehirn

Für gewöhnlich haben wir vor keinem Organ so viel Ehrfurcht wie vor unseren Gehirn – und das natürlich nicht ganz zu Unrecht. Ohne Gehirn ist Leben nicht möglich: Es ist die Schaltzentrale, der Sitz des Wachbewusstseins, der Hort des Wissens. Und doch könnte es sein, dass die Bedeutung anderer Organe und Körperbereiche im Verhältnis zum Gehirn bisweilen unterschätzt wird.

Unser Gehirn verfügt über fast 90 Milliarden Nervenzellen. Eine unvorstellbare Menge! Doch der Bauchraum kann sich ebenfalls sehen lassen. Schließlich ist bereits seit Mitte der 1980er-Jahre bekannt, dass die Zahl der Nervenzellen hier ebenfalls sehr hoch ist: Bis zu 100 Millionen sollen es mindestens sein, andere Schätzungen gehen noch weiter, teilweise bis ans Fünffache. Und weil in der Natur nichts sinnlos ist, dürfen wir davon ausgehen, dass es plausible Gründe dafür gibt. Zu dem biologischen Grundsatz, mit dem geringstmöglichen Aufwand den größtmöglichen Ertrag zu erzielen, gehört auch die Schaffung von körperlichen Strukturen mit überragenden Eigenschaften – Mehrfachnutzungen inklusive. Wofür aber sind diese vielen und vor allem vom Gehirn unabhängig arbeitenden Nervenzellen im Bauch nun gut? Welche Aufgabe haben sie?

Werfen wir nur mal einen Blick auf die Verdauung, allein sie ist schon ein Meisterwerk an Zusammenarbeit und Leistungsfähigkeit. Und das Beste: Dieses grandiose Machwerk funktioniert Tag und Nacht, ohne unser bewusstes Zutun. Gedanken müssen wir uns immer nur dann machen, wenn mal etwas nicht wie gewünscht funktioniert. Das kann zum Beispiel der Fall sein, wenn das System zu schnell arbeitet. Dann haben wir Durchfall. Arbeitet es zu langsam, ist genau das Gegenteil der Fall: Wir leiden dann an Verstopfung. Mit dem bloßen Willen kommen wir beim Verdauungssystem nicht weit. Alles wird direkt vor Ort geregelt. Gedanken oder andere Abteilungen unseres Zentralen Nervensystems haben darauf keinen Einfluss.

Bleiben wir noch einen Moment beim Bauchraum und kommen zurück auf das Thema Gefühle. Sicher erinnern Sie sich, dass eines unserer Fünf-plus-eins-Grundgefühle exakt hier seinen Sitz hat: die Wut, die schwierige Seite unserer Lebenskraft. Diese Lebenskraft entspricht unserer Natur und ist somit ganz normal. Ohne sie ginge gar nichts. Genau deswegen spüren wir sie auch nicht besonders, wenn wir uns ihrer im Alltag bedienen. Es ist ein wenig wie bei einem Fisch, der zwar im Wasser schwimmt, sich das aber nicht bewusst machen muss. Es ist seine Natur und so schwimmt er fröhlich und gedankenlos voran.

## Wenn sich der Bauch bemerkbar macht

Wir spüren unsere Lebenskraft im Bauchraum erst, wenn sie eingesperrt wird und sich nicht mehr natürlich ausbreiten und äußern kann. In diesem Moment geraten wir unter Druck, die Lebenskraft wandelt sich in Wut und wir bekommen vielleicht sogar Bauchschmerzen, weil wir die ursprünglich positive Kraft nicht umsetzen können.

Es muss gar nicht einmal zum Schlimmsten kommen. Die Lebenskraft ist bereits bei einigen Vorstufen der Wut mehr oder weniger angeschlagen – und diese Beeinträchtigung spüren wir ebenfalls im Bauch. Ein gutes Beispiel dafür sind Prüfungssituationen. Viele von Ihnen werden Prüfungsangst kennen.

Vermutlich ist jeder ganz unterschiedlich davon betroffen, aber so richtig gerne und vollkommen entspannt gehen wohl die wenigsten in eine wichtige Prüfung. Vielmehr betrifft dieses mulmige Gefühl viele Menschen so sehr, dass regelmäßig vor Prüfungen ein gewisses »Ritual« stattfinden muss, so wie mir ein Student einmal berichtete. Etliche mehr als man zunächst denkt, machen ähnliche Erfahrungen.

Nur sprechen normalerweise die wenigsten so direkt darüber wie besagter junger Mann, der mir sehr offen gestand: »Wenn ich vor einer wichtigen Prüfung stehe, spielt sich bei mir immer das Gleiche ab. Am schlimmsten ist es vor mündlichen Prüfungen, wenn jede Antwort sofort auf den Punkt sitzen muss. Etwa eine halbe Stunde vor der Prüfung meldet sich mein Bauch. Er grummelt, als wollte er mit mir sprechen und mich davon abbringen, in den Prüfungsraum zu gehen. Immer heftiger wird dieses Grummeln und jeder Versuch, es gedanklich unter Kontrolle zu bringen, ist zum Scheitern verurteilt. So lande ich immer, wirklich immer, etwa 15 bis 20 Minuten vor einer Prüfung auf der Toilette und habe Durchfall. Ich nenne es mittlerweile schon Prüfungsdurchfall.«

Im genannten Fall scheinen die Folgen der Angst noch halbwegs steuerbar. Doch genauso kann es bei besonders starken Ängsten passieren, dass man sich in die Hosen macht – und zwar nicht nur im übertragenen, sondern im ganz wörtlichen Sinne. Es ist in diesem Fall die Stärke des Gefühls, die bestimmt, was geschieht. Und wir sind rein willentlich nicht in der Lage, das aufzuhalten – so peinlich es auch sein mag. In der Regel wird das Ganze durchs Nachdenken nur noch schlimmer: Eine Situation macht uns so viel Angst, dass wir spüren, wie unsere Verdauung außer Kontrolle gerät, und dieses Gespür steigert die Angst noch beziehungsweise fügt ihr eine weitere Ebene hinzu, nämlich die Angst vor dem In-die-Hose-Machen, wodurch genau dies natürlich erst recht passiert.

Die Macht des Nervengeflechts im Bauchraum ist höchst bemerkenswert und kaum zu unterschätzen. Den meisten von Ihnen fallen sicherlich recht schnell eigene Beispiele ein, die den angeführten nicht unähnlich sind. Die Auswirkungen müssen dabei nicht immer so drastisch sein, wie eben beschrieben. Es gibt auch schwächere, feinere Reize, die für uns bedeutsam sind. So kennt jeder den Begriff des Bauchgefühls und verbindet etwas Bestimmtes damit – zum Beispiel Erfahrungen und Erinnerungen an vergangene Situationen oder das Wissen, in welchen Momenten sich dieses Gefühl melden wird.

## Das Bauchgefühl

Wenn wir über unser Bauchgefühl sprechen, meinen wir damit in der Regel zunächst einmal eher undeutliche oder ungenaue Empfindungen schwächerer Natur, von denen wir aber glauben, dass wir sie eindeutig in der Bauchregion verorten können. Bei näherem Hinsehen handelt es sich dabei um Stressreaktionen, die wir keinesfalls unbeachtet lassen sollten. Denn im Grunde haben sie uns immer etwas zu sagen.

Von Bauchgefühl spricht man beispielsweise dann, wenn wir uns mit einer anderen Person über einen bestimmten Sachverhalt unterhalten und im Laufe des Gesprächs merken, dass sich ein mulmiges Gefühl im Bauch breitmacht. Aber wie soll man eigentlich reagieren, wenn man das spürt? Wie geht man am besten mit dem Gefühl um?

Dieses Buch soll auch dazu beitragen, dass Sie mit der Zeit zu einem erfahrenen Gefühlsarbeiter werden und bewusster mit Ihren Gefühlen umgehen können. Wer das bereits gelernt hat und es regelmäßig macht, könnte in so einer Situation daher beispielsweise erst einmal überlegen, von wem das mulmige Gefühl ausgeht. Kommt es von der Person gegenüber? Oder geht es tatsächlich eher von einem selbst aus? Das lässt sich mit ein wenig Übung spüren und ist ganz entscheidend dafür, wie Sie anschließend auf das Gefühl reagieren.

Spüren Sie, dass das Gefühl von Ihrem Gegenüber gesendet wird, so können Sie davon ausgehen, dass derjenige Ihnen gegenüber nicht ganz aufrichtig ist. Vielleicht versucht er, Sie zu beeinflussen, um etwas Bestimmtes zu erreichen. Vielleicht stimmt nicht alles, was er Ihnen erzählt oder es fehlen wichtige Informationen, vielleicht will man Sie übers Ohr hauen?

»Menschen, die wir als echte ›Menschenkenner‹ bewundern, sind im Grunde Menschen, die diese Gefühlsarbeit mit dem Bauchgefühl besonders gut beherrschen.«

Wenn Sie herausgefunden haben, von wem das Gefühl ausgeht, können Sie unterscheiden, ob etwas mit Ihrem Gegenüber nicht stimmt oder ob das Gefühl aus Ihnen selbst kommt – und zwar weil Sie sich unbewusst an eine vergleichbare Situation in der Vergangenheit erinnern, die für Sie eher unvorteilhaft war.

»Als erfahrene Gefühlsarbeiter können wir mit einem Bauchgefühl ganz gezielt ›arbeiten‹.«

Es lohnt sich, mit bewusster Gefühlsarbeit darauf hin zu arbeiten, dieses mulmige Bauchgefühl zuverlässig zu erkennen und dann auch nicht darüber hinweg zu gehen. Ganz generell lässt sich sagen: Wer sein Bauchgefühl häufig übergeht, macht mehr Fehler im Leben – vor allem mehr vermeidbare Fehler. Und um das möglichst selten zu tun, sollte es uns doch wert sein, sich stärker mit unseren Gefühlen zu beschäftigen.

## Wenn Nervenzellen als Gefühlsrezeptoren dienen

Nicht nur im Bauch gibt es interessante Nervengeflechte, die in einem direkten Zusammenhang mit unseren Gefühlen stehen. Ein weiteres derartiges Nervengeflecht befindet sich beispielsweise hinter dem Brustbein vor dem Herzen. Versuche haben gezeigt, dass es in der Lage ist, den Herzschlag direkt zu beeinflussen. Dafür wurde der vegetative Einfluss unseres natürlichen »Gaspedal- und Bremse-Systems« auf den Herzschlag für einen Moment ausgeschaltet. Das heißt: Parasympathikus und Sympathikus, die normalerweise für unsere Stressreaktionen verantwortlich sind, mussten für kurze Zeit schweigen. Anschließend wurde das genannte Nervengeflecht direkt gereizt. Dass dadurch die Herzfrequenz zu- beziehungsweise abnahm, kann als Beweis für den direkten Einfluss dieses Geflechts gelten.

Der Bereich um unser Herz ist für die Betrachtung unserer Gefühle von enormer Bedeutung, da hier gleich mehrere Gefühle wahrgenommen werden können. Glück etwa ist am unteren Ende des Brustbeins zu finden. Unmittelbar vor dem Herzen nehmen wir, wenig überraschend, die Liebe wahr, während das obere Ende des Brustbeins der Bereich der Trauer beziehungsweise – in der angenehmen Form – des Mitgefühls ist. Was derzeit noch aussteht, sind weitere Unterscheidungen in den geweblichen Feinstrukturen. Diese ließen sich bisher wissenschaftlich nicht im Einzelnen nachweisen und verbleiben einstweilen im Status der wissenschaftlichen Hypothese. Doch weil diese Gefühle eindeutig und von verschiedensten Menschen wahrnehmbar und reproduzierbar sind, dürfen wir darauf vertrauen, dass die genauen körperlichen Strukturen, die für sie verantwortlich sind, früher oder später gefunden werden. Wissensdurst und Interesse der Wissenschaft werden dafür sorgen – genauso wie das mit den Bauch- und Herznervengeflechten ja bereits geschehen ist.

## Lassen sich Gefühle gezielt ansprechen?

In den 1990er-Jahren fand der Physiotherapeut Richard Breuer heraus, dass die Nervenzellen in unserem Körper nicht nur körperliche Veränderungen wahrnehmen können, sondern in ihrer Zusammenschaltung zu Nervengeflechten auch als Antennen für das wirken, was wir in diesem Buch Gefühle nennen, also das, was landläufig gerne als Emotionen bezeichnet wird. Diese Entdeckung ist wichtig, weil sie uns, indem wir Parallelen zu den körperlichen Wahrnehmungen ziehen, die Wirkungsweise der Gefühle besser verstehen lässt.

Jeder verfügt über Nervenzellen auf der Haut und in der Tiefe an Gelenken und Muskelansätzen. Mit den vier Sinnesrezeptoren können wir folgende Empfindungsqualitäten unterscheiden:

- Stellung im Raum
- Entspannung und Anspannung
- Wärme und Kälte
- Ruhe und Schwingungen

Sind alle Rezeptoren entspannt, warm und ruhig, fühlen wir uns wohl, gesund und kraftvoll.

Richard Breuers Forschungsarbeiten konnten nachweisen, wie verschiedene schwere Erkrankungen ihren Ausdruck auch auf der Ebene einer gestörten Ansprechbarkeit der Hautoberflächenrezeptoren finden. Das gilt etwa für Multiple Sklerose, schwerste frühkindliche Lähmungen oder auch verschiedene Mehrfachbehinderungen. Mittels spezieller Lasertechnik konnte man feststellen, dass bei diesen Krankheiten charakteristische Störungsmuster der Hautdehnbarkeit vorlagen, die sich als Funktionsstörungen der Haut- und Tiefenrezeptoren äußerten.

Wir stehen in dieser Hinsicht erst am Beginn einer neuen Forschungsrichtung, die aber jetzt schon zu großen Hoffnungen berechtigt. Die Annahme lautet, dass bestimmte Störungsmuster in einer Körperregion immer auch bestimmten Krankheiten entsprechen. Der Beweis einer solchen Ursache-Wirkung-Beziehung könnte dafür sorgen, dass eine gezielte Behandlung nicht nur die gestörten Körperregionen verbessert, sondern auch die eigentlichen Ursachen der Störungen selbst günstig beeinflusst. Es gibt schon heute Studien mit verschiedenen schweren Nervenerkrankungen bei mehrfach behinderten Neugeborenen, deren Ergebnisse eindeutig dafür sprechen, dass derartige Zusammenhänge bestehen.

»Es wäre ein Durchbruch, wenn sich Gefühle wie über Obertonfrequenzen gezielt ansprechen ließen.«

Wenn wir uns vergleichbare Forschungen zum Thema der Gefühle wie hier bei den Körperwahrnehmungen überlegen, können wir einiges für unser Verständnis der Gefühle und Gefühlsqualitäten erhoffen. Womöglich kann man mit bestimmten Frequenzen, vergleichbar den Obertonfrequenzen in der Musik, und den ihnen eigenen Mustern direkt die Nervengeflechte und damit auch die Gefühle erreichen und ansprechen. Denn wie wir einerseits die

Töne einer Orgel als strahlend und angenehm wahrnehmen, sie andererseits aber auch wie eine quakende Ente, Trompete, Flöte oder Geige klingen können, sind auch unsere Gefühle eigenen Oberton-Mustern zugeordnet und werden als entsprechende Information übermittelt. So wie eine quakende Orgeltongebung anders klingt als ein strahlendes Trompetenregister, werden auch körperliche Wahrnehmungen von Gefühlen unterscheidbar.

Dieses Modell würde ebenfalls erklären, warum unsere Gefühle gleich vor (Empfangs-)Ort in ihrer Schwingung als harmonisch oder unharmonisch eingeordnet werden – so wie die Töne einer Orgel schön oder unsauber und schräg klingen. In diesem Modell würden die harmonischen Schwingungen als angenehm und primär entspannend empfunden, die unharmonischen aber zu Anspannung führen – und damit könnten sie auf mögliche Gefahren hinweisen.

Für Mediziner wäre eine solche Methode ein enormer Vorteil. Sie würde auch vieles erklären, wo wir im Moment noch im Trüben fischen – zum Beispiel, warum Stress so viele Magengeschwüre und sogar Krebs befördern kann. Doch bei aller Begeisterung sind diese Dinge letztendlich derzeit noch eine Annahme. Und natürlich muss längst nicht alles, was nachvollziehbar klingen mag, auch wahr sein. Die Wissenschaft wird sich weiter damit auseinandersetzen und hoffentlich in den kommenden Jahren handfeste Beweise oder weiterführende Erkenntnisse erlangen.

Eins dagegen steht heute schon fest: Der Verlauf der Evolution zeigt, dass Lebenwesen mit einer besonders ausgeprägten Empfindungs- und Wahrnehmungsmöglichkeit immer Vorteile gegenüber anderen Spezies besitzen. Dieses Buch möchte nicht zuletzt die Hoffnung nähren, dass unsere Gefühle und das bessere Verständnis derselben uns helfen mögen, die Schöpfung zu bewahren. Die geistig so hoch entwickelte Spezies Mensch sollte doch eigentlich dazu in der Lage sein.

## Den Gefühlen auf der Spur

Der nun folgende Abschnitt beschäftigt sich zwar mit der therapeutischen Situation und der entsprechenden Gefühlsarbeit, ist aber im Hinblick auf ein (noch) besseres Verständnis der Gefühle auch für den Laien von großem Wert. Er ist zudem durchaus auch als Ermutigung zu verstehen, fachliche Hilfe zu suchen, wenn Sie spüren, dass die eigenen Gefühle dauerhaft gehemmt sind und Sie nicht mehr weiter wissen. Gefühlssituationen, gerade wenn sie uns als besonders schwierig erscheinen, bedürfen wertschätzender, urteilsfreier Zuwendung. Sie brauchen einen sicheren, ruhigen, angenehmen und einladenden Raum, der störungsfreien Austausch und ungeteiltes Zuhören ermöglicht. Hier kann ein Therapeut Ihnen helfen.

Ich erlaube mir, an dieser Stelle auf die Erfahrungen und Vorgehensweisen in meiner eigenen Praxis zurückzugreifen. Dort erhalten alle Patienten im Vorfeld einen Fragebogen, in dem sie nach ihrem Befinden, nach ihren aktuellen Problemen und bisherigen Lösungsansätzen sowie eventuell bereits vorhandenen Therapieerfolgen gefragt werden. Auch schwierige Themen wie Hinweise auf eine Depression oder eine mögliche Suizidgefährdung sind Gegenstand der Befragung. Außerdem findet im Vorfeld auch eine körperliche Untersuchung statt, um mögliche organische Ursachen für Beschwerden zu erkennen.

Im Gespräch frage ich den Patienten anschließend, welche eigenen Vermutungen und Ideen er hinsichtlich der Ursachen seiner Beschwerden hat. Genauso frage ich ihn nach dem Ziel, das er ganz persönlich mit der Behandlung verbindet. Vor allem hierbei kommt noch einmal die eigene Sicht auf das Problem sowie die aktuelle Vorstellung des eigenen Gefühlslebens zum Tragen. All dies dient dazu, eine Brücke zu der vor uns liegenden Arbeit mit den Gefühlen zu bauen.

## Gefühlsarbeit mit Kindern und Erwachsenen

Man kann schon in sehr jungen Jahren mit der Gefühlsarbeit beginnen. Das ist sogar äußerst sinnvoll, allein deshalb, weil die Gefühle in unterschiedlichen Lebensphasen unterschiedliche Bedeutung haben. So entstehen etwa Selbstwertprobleme bereits in den ersten Lebensjahren, während sich Fragen zum Lebenssinn naturgemäß erst später ergeben. Da aber das eine etwas mit dem anderen zu tun hat, lohnt es sich, schon mit Kindern zu arbeiten, die davon einen Nutzen für ihr späteres Leben ziehen.

Kinder bekommen in meiner Praxis zunächst ein Bild, das anhand eines kindlichen Körpers zeigt, wo unsere Gefühle im Normalfall spürbar sind. Dazu erhalten sie ein Ausmalbild, auf dem lediglich der Umriss eines Kindes zu sehen ist. Dort hinein sollen sie nun mit verschiedenfarbigen Wachsmalstiften einzeichnen, wie sie ihre eigene Gefühlssituation empfinden. Das klappt bei Kindern im Alter von bis zu etwa zwölf Jahren sehr gut. Sie zeichnen in der Regel unmittelbar und gedanklich frei ihre Empfindungen auf.

Derartige Zeichnungen sind in der Regel höchst aufschlussreich und meist lassen sich die unmittelbaren Problemfelder schon allein an der Größe der gemalten Gefühle ablesen. So malen viele Kinder einzelne Gefühle übergroß, weil sie sie genau so empfinden: als übermächtig, bisweilen gar erdrückend. Noch interessanter wird es, wenn diese riesigen Gefühle andere überlappen. Das ist kein Zufall, etwa weil nicht genug Platz auf dem Papier wäre. Nein, für die Kinder fühlt es sich genau so an: Ein Gefühl ist so mächtig, dass es mindestens ein anderes regelrecht »plattmacht« – was zeigt, dass das Gefühl für das Kind ein Problem ist und es in seiner Lebensführung momentan extrem behindert. Bei den überlappenden Gefühlen spielt nicht nur das »Erdrücken« eine Rolle, sondern auch die Tatsache, dass das überlagerte Gefühl von dem überlagernden gleichzeitig mit aktiviert wird – und umgekehrt. Dabei ist gerade die Aktivierung des überlappten Gefühls für das Kind äußerst verwirrend. Es ist dann sehr verunsichert, denn es fühlt eine doppelte Botschaft und weiß nicht, wie es damit umgehen soll. Wenn sich an der Gefühlslage nichts ändert, traut sich das Kind mit der Zeit immer weniger zu: Die einen ziehen sich dann in sich selbst zurück und teilen sich kaum noch mit, die anderen äußern ihre Gefühlsunsicherheit durch erhöhte Aggressivität. Der Grund ist in beiden Fällen, dass das Kind nicht weiß, wie es seine Verwirrung in Worte fassen soll. Die mangelnde innere Klarheit beeinträchtigt so zunehmend das Handeln sowie die Leistungsfähigkeit. Kinder, die mit solchen Problemen zu kämpfen haben, erscheinen entweder wie gelähmt oder überreizt, auf jeden Fall haben sie extreme Schwierigkeiten mit dem ganz normalen Alltag in der Schule, der Familie und im Freundeskreis.

Natürlich geschehen solche Gefühlsverwirrungen nicht einfach so von allein. Bei der Ursachenforschung kommt es leider immer wieder auch vor, dass Situationen zutage treten, die das Kind überfordert und zu seiner gegenwärtigen Hemmung geführt haben. Insbesondere geht es dabei um Situationen, die das Kind als seelisch oder körperlich gewalttätig erlebt hat. Mithilfe der Zeichnungen kann man – für das Kind praktisch angstfrei – Hinweise auf mögliche Gewalterfahrungen erhalten und diesem Verdacht nachgehen. Erhärten sich derartige Hinweise, muss, je nach Schwere des Falls, auch mit den Eltern gearbeitet oder direkt Hilfe im Umfeld des Kindes organisiert werden.

Parallel dazu suche ich das Gespräch mit dem Kind, indem ich versuche, altersgerechte Themen zu finden, die das überlappt dargestellte Gefühl berühren und es gewissermaßen aufrühren. Dabei wähle ich die Inhalte der Gespräche so, dass sie unbemerkt zu den gestörten oder beeinträchtigten Gefühlen passen, ohne dass es nötig ist, das Kind direkt auf das kritische Thema anzusprechen. Weil die Gefühlsübereinstimmung das Gespräch in diese Richtung lenkt, kommt das Ursprungsthema früher oder später von selbst zur Sprache. Manchmal gelingt es, allein durch die Arbeit mit den gestörten Gefühlen so viel Bewegung zu erzeugen, dass diese sich mit der Zeit wieder an ihren angestammten Platz im Körper zurückziehen, sodass auch andere Gefühle wieder ihren Platz einnehmen können. Während der Therapie kommt immer wieder das Ausmalbild zum Einsatz. Das Kind malt regelmäßig seine Gefühle und ihre Verteilung im Körper neu, sodass sich schon am Verlauf der verschiedenen Bilder zeigt, wie weit die Entwicklung bereits vorangeschritten ist und das Kind seine Gefühle wieder klarer wahrnehmen und benennen kann.

Genauso war es bei Maria, einer meiner kleinen Patientinnen. Sie war acht Jahre alt und hatte eine tiefe Depression entwickelt. Vor einen Vierteljahr war ihre Mutter im Alter von nur 39 Jahren an Brustkrebs verstorben und seitdem war nichts mehr wie zuvor. Während die beiden älteren Geschwister und der Vater im Alltag einigermaßen zurechtkamen, hatte das Ereignis Maria vollkommen aus der Bahn geworfen. Sie zeigte im Gesicht keinerlei Gefühlsregungen mehr und war mimisch quasi erstarrt. In der Schule fehlte jegliche Konzentration. Sie weinte oft und klagte über Schluckbeschwerden und Druck auf dem Hals.

Als Maria das erste Mal in meine Praxis kam, bat ich sie, die Verteilung ihrer Gefühle zu malen. Wie andere Kinder in diesem Alter auch, dachte sie nicht lange darüber nach, sondern legte einfach los. Schnell zeigte sich, dass sie die Trauer so groß darstellte, dass alle anderen Gefühle davon überlagert wurden.

Im Gespräch wählte ich dann einen »Umweg«, um an ihre eigentliche Trauer heranzukommen. Dafür bot sich ein weiterer Todesfall an, der sich in Marias Nachbarschaft ereignet hatte: Der Goldhamster einer Freundin war gestorben. Die Qualität des Gefühls Trauer war die gleiche, wenn auch natürlich weit weniger intensiv: Es war ja nur ein Tier, nicht einmal das eigene, und Maria hatte keine persönliche Beziehung zu ihm. Daher war es möglich, lange und unter den verschiedensten Aspekten mit ihr über seinen Tod zu sprechen.

Von Sitzung zu Sitzung stellte sich eine immer größere Leichtigkeit ein, Maria wirkte lebendiger und weniger gehemmt als zu Beginn. Am Ende der dritten Sitzung hatten wir den Goldhamster ganz sicher im Himmel verortet, und ich wagte beim nächsten Termin, die Frage zu stellen, ob der Hamster dort, wo er jetzt wäre, vielleicht auch ihrer Mutter begegnen könnte.

Es stellte sich schnell heraus, dass Maria noch nicht so weit war, darüber nachzudenken. Daher schwenkten wir zunächst wieder zurück zum Goldhamster. Wir thematisierten Vor- und Nachteile des Lebens auf der Erde und überlegten, wie es denn im Himmel sein könnte. Das war auch deshalb vielversprechend, weil Marias Familie deutlich christlich geprägt war. Allerdings lohnt es sich auch bei nichtreligiösen Menschen nach Vorstellungen vom Jenseits zu fragen. Entscheidend ist dabei, dass beim Patienten innere Bilder entstehen. Das erweitert den Raum der Möglichkeiten und lässt Wahlfreiheit entstehen. Sie erinnern sich: Man kann die unterschiedlichen Bewertungen der Trauer durchaus als Frequenzen betrachten – je tiefer die Frequenz, um so unangenehmer ist das, was wir spüren. Mit der Zahl der Möglichkeiten, mit denen wir einverstanden sind oder die wir sogar schön und gut finden, steigt die Frequenz und desto wärmer, weicher und angenehmer fühlt es sich für uns an (siehe auch Seite 161 ff.).

Am Ende der sechsten Sitzung bat ich Maria erneut, ihre Gefühle zu malen. Es zeigte sich, dass die Trauer schon viel kleiner geworden war und die anderen Gefühle nicht mehr überlappte. Endlich kamen wir wieder an diese Gefühle heran, was sich auch auf Marias Verhalten auswirkte. Ihre Mimik war nicht mehr starr und im Alltag wirkte sie wesentlich beteiligter.

Eigentlich könnte man mit Erwachsenen genauso arbeiten wie mit Kindern, denn grundsätzlich würde auch hier das gemalte Bild recht deutlich anzeigen, was mit den Gefühlen los ist. Es gibt dabei nur ein Problem: Erwachsene sind meistens nicht mehr in der Lage, einfach unbefangen drauflos zu malen, weshalb die Ergebnisse verfälscht würden.

Daher bilden im Erwachsenenbereich Gespräche den Ausgangspunkt. Entscheidend ist dabei die Bereitschaft, die Gefühlsarbeit als Methode anzuwenden. Ist das der Fall, vergleiche ich beständig die Worte im Gespräch mit den Gefühlen, die mein Gegenüber ausstrahlt. Passen gesprochenes Wort und Gefühlsstrahlung zueinander? Oder gibt es spürbare Unterschiede?

Vor allem geht es dabei natürlich wieder um die Wahrnehmung schwieriger Gefühle, die sich als Anknüpfungspunkt eignen, um gemeinsam nach den Gründen für diese innere Ablehnung zu suchen. Hier wird der Patient, so gut es geht, in die Analyse mit einbezogen, denn naturgemäß sind die von ihm selbst entdeckten Zusammenhänge immer die wertvollsten. An sie kann er sich in der Regel auch noch nach Jahren mit großer Leichtigkeit erinnern und weiterhin seinen Nutzen daraus ziehen und auch mit emotional schwierigen Lagen besser umgehen.

Neben den Gesprächen kann man Erwachsenen Kinderzeichnungen mit Gefühlen zeigen und mit ihrer Hilfe noch tiefer ins Gespräch über die eigenen Gefühle kommen.

## Verschiedene Methoden der Psychotherapie

Um es an dieser Stelle nicht zu fachlich werden zu lassen, möchte ich hier nur in einem kurzen Überblick diejenigen Methoden erwähnen, mit denen die Psychotherapie die Arbeit mit den Gefühlen vornehmen kann.

Dass die Psychotherapie mit Gefühlen arbeitet, ist im Grunde einer ihrer ureigensten Bestandteile, unterschiedlich ist lediglich die Gewichtung innerhalb der Sitzungen. Methoden, die betont werden können, wenn die Gefühlsarbeit ins Zentrum rückt, sind beispielsweise:

- **Katathymes Bilderleben (Tagtraumtechnik):** Dieses tiefenpsychologische Verfahren nutzt die Förderung und Anregung innerer Symbolisierungsprozesse. Diese sind als Voraussetzung zur Änderung der Persönlichkeitsstruktur nutzbar und gründen wesentlich auf der Neuorientierung von Gefühlen.
- **Logotherapie:** Diese Therapieform, eingeführt von dem Neurologen und Psychiater Viktor E. Frankl, stellt den Lebenssinn in den Mittelpunkt ihrer Betrachtung. Gefühle dienen auch hier der Orientierung, denn sobald Handeln angenehme Gefühle auslöst, empfinden wir auch unser Leben als sinnvoll.
- **Modell des »Inneren Teams«:** An anderer Stelle bereits ausführlich erläutert (siehe Seite 135 ff.), ist es eine sehr gute Methode, mit der ein Patient sich allein oder mithilfe eines Therapeuten seinen seelischen Problemen nähern kann.
- **Energiemedizinische Vorgehensweise:** Sie stellt den Energiezuwachs des Patienten in den Vordergrund der Betrachtung. Gute Gefühle für sich und in Bezug auf die eigene Situation bewirken immer eine verbesserte und entspanntere vegetative Regulation. In der Folge verteilen sich Energien besser, was sich objektiv messen und damit sichtbar machen lässt. Ein weiterer Vorteil dieser Methode ist, dass die physikalischen Gesetzmäßigkeiten der Gefühle für Patienten nachvollziehbare und für Therapeuten nützliche Voraussagen zum Behandlungsverlauf und zur Prognose ermöglichen.

Das Ziel all dieser Methoden und der Gefühlsarbeit ganz allgemein muss immer sein, Menschen, die viele unangenehme, »negative« Gefühle mit sich herumtragen, in einem Prozess zu begleiten, der es ihnen ermöglicht, diese Gefühle umzuwandeln, sodass angenehme Gefühle wahrgenommen werden.

Jeder Mensch sollte und kann sich selbst so gut kennenlernen, dass er stets ein Handwerkszeug zur Verfügung hat, um positive Gefühle zu haben, wenn sie möglich sind. Es geht damit letztlich um ein eigenverantwortliches und sinnerfülltes Leben.

## Verschiedene Methoden zur Erfassung von Gefühlsauswirkungen

Was die Erfassung von Gefühlsauswirkungen angeht, so arbeiten Therapeuten in der Regel mit drei verschiedenen wissenschaftlichen Methoden, die auch in der Hochschulmedizin anerkannt sind und mit deren Hilfe sich die Auswirkungen von Gefühlsveränderungen zuverlässig darstellen und aufzeichnen lassen.

- **Herzratenvariabilität (HRV):** Die Untersuchung der Herzschlagfolge kann mithilfe digitaler Berechnungen die aktuelle vegetative Regulationslage eines Patienten beurteilen. Sowohl angenehme als auch unangenehme Gefühle führen sofort zu Veränderungen in der HRV und sind somit unmittelbar nachweisbar. Zunächst wird dazu eine Ausgangslage erhoben, von der aus dann die Veränderungen betrachtet werden können, auf die es nun ankommt.

  Diese Methode ist deshalb so wichtig, weil sie ein wissenschaftlich anerkanntes Standardverfahren ist, das in verschiedenen Bereichen eingesetzt werden kann – auch für die Untersuchung von Gefühlen. Darüber hinaus findet die HRV Anwendung für Feedback-Trainings sowie im Leistungssport. Patienten können an einem tragbaren Kleinstgerät oder zu Hause am Computer den Grad ihrer Entspannung unmittelbar verfolgen. Ziel ist letztlich immer eine verbesserte Widerstandsfähigkeit gegenüber Stress. Bei ausdauernder Anwendung entwickelt sich auf jeden Fall ein Gespür für Entspannung und darüber auch eine verbesserte und genauere Wahrnehmung von angenehmen und unangenehmen Gefühlen. Bei Herzrhythmusstörungen ist diese Methode allerdings nicht anwendbar.

- **Elektroakupunktur nach Voll (EAV):** Die EAV ist eine westliche Weiterentwicklung der klassischen chinesischen Nadelakupunktur und erlaubt die computergestützte Nutzung dieser Methode. Die wissenschaftlich erschöpfende Untersuchung der EAV erfolgte vor allem zwischen den 1960er- und 1990er-Jahren. Es entstanden zahlreiche universitäre Studien, Dissertationen und andere wissenschaftliche Veröffentlichungen.
  Das anspruchsvollste Anwendungsprojekt war jedoch die medizinische Absicherung gesundheitlicher Stabilität bei bemannten Langzeitflügen in der sowjetischen Raumfahrt. Denn die Messung war technisch so einfach, dass sie im Weltall auch von medizinischen Laien durchgeführt werden konnte. Dass die Daten laufend zur Erde übertragen wurden, sicherte der Sowjetunion lange Zeit einen großen Vorsprung bei der Durchführung von Langzeitflügen.
  Gegenstand der EAV ist letztlich die frühzeitige Aufdeckung der Störungen von Energieverteilungen, deren Ursachen sowohl auf körperlicher als auch auf seelischer Ebene liegen können. Im Umkehrschluss zeigt eine ausgeglichene Energieverteilung zuverlässig an, dass diese beiden Anteile menschlichen Daseins ausgewogen und somit in Ordnung sind.
  Diese Prinzipien lassen sich sehr gut auch auf die Gefühlsarbeit anwenden und eignen sich für die Darstellung geänderter Gefühlssituationen – sowohl im Hinblick auf Verbesserungen als auch im Hinblick auf Verschlechterungen. Über einen Ausschluss körperlicher Gründe lässt sich feststellen, dass die Ursachen für die Befunde im Gefühlsleben zu suchen sind. Besonders eindrucksvoll, bisher aber unzureichend erforscht, ist die rasche Dynamik von Energiebalancestörungen. Je heftiger Gefühlsänderungen eintreten, desto schneller lassen sich innerhalb weniger Minuten messbare Störungen der Energieverteilung nachweisen.

- **Hochauflösendes Elektroenzephalogramm (EEG/Hirnstrombild nach Haffelder):** Diese Methode ermöglicht die seitengetrennte gleichzeitige Darstellung aller Frequenzen des Gehirns ohne jeden Zeitverzug. Grundsätzlich ist beim Rechtshänder die linke Hirnhälfte für die rechte Körperhälfte sowie für die Handlungsebene zuständig, während die rechte Hirnhälfte die linke Körperseite steuert und für die Bereiche Vorstellungen und Fühlen zuständig ist. Bei neueren Untersuchungen zeigte sich, dass liebevoll-fürsorgliche Gedanken im Hinblick auf bedrohlich erkrankte Angehörige bei diesen zuerst zu Veränderungen der HRV und erst Bruchteile von Sekunden später zu Veränderungen im EEG führten. Mit anderen Worten: Von außen eintreffende Gefühle wurden auch hier zuerst vom Körper wahrgenommen, bevor sie im Gehirn nachweisbar sind. Und auch der Umkehrschluss stimmt: Eigene Handlungen führen zunächst zu einer Änderung der Hirnstromkurve und erst danach zu körperlichen Gefühlen, die vom Betroffenen sowie von Menschen in seiner Umgebung wahrgenommen werden können.
  Beide Hirnhälften sind durch eine sogenannte Brücke verbunden, die überschritten werden muss, damit die von einer Hirnhälfte ausgehenden Signale zur gegenüberliegenden Körperhälfte gelangen können. Interessant ist für uns dabei vor allem die Unterseite der Brücke, da hier Informationen der schwierigen Art aufbewahrt werden, etwa mit schlimmen Gefühlen verbundene Erinnerungen. Ursprünglich besteht der Sinn dieses »Verstecks« darin, vor einer Wiederholung der erlebten Gefährdung zu schützen, beispielsweise dann, wenn Menschen als kleine Kinder schlimme Dinge erlebt haben. Das Problem dabei ist, dass die Information auf der Unterseite der Brücke nicht gelöscht, sondern eben nur gut versteckt ist. Sie bleibt also, wenn auch unentdeckt, und meldet sich immer dann wieder, wenn man als Erwachsener mit einer ähnlichen Prob-

lemsituation konfrontiert wird. Mit unserem Erfahrungsschatz könnten wir mit der schwierigen Situation dann eigentlich durchaus umgehen. Doch die abgespeicherten Informationen unter der Brücke verhindern das.

Das hochauflösende EEG nach Haffelder kann so auch Probleme mit alten Gefühlen aufdecken. Sichtbar werden diese in den Unterschieden der Stromkurven beider Hirnhälften. Demgegenüber zeigt eine Harmonisierung der Hirnhälften an, dass das Handeln eines Menschen zunehmend mit seinen Visionen und Gefühlen übereinstimmt. Was als Satz zunächst harmlos klingt, beschreibt letztlich nichts anderes als den viel zitierten und noch mehr gesuchten Sinn des Lebens. Allein aus diesem Grund schon ist das EEG nach Haffelder ein wertvolles Instrument, um Entwicklungen im Umgang mit Gefühlen zu erfassen und zu dokumentieren.

Im Idealfall kann man alle drei Verfahren gleichzeitig anwenden. Das stellt eine sehr gute praktische Möglichkeit dar, die Arbeits- und Wirkungsweise unserer Gefühle wissenschaftlich zu untersuchen und damit fortlaufend besser zu verstehen. Doch auch für sich genommen ist jedes Verfahren heute schon für die praktische Arbeit eine große Unterstützung und ermöglicht eine verlässliche Beschreibung und Aufzeichnung von Entwicklungen.

Gleichzeitig muss man allerdings durchaus anmerken, dass erfahrene Therapeuten diese technischen Hilfsmittel wohl eher zurückhaltend einsetzen werden, da sie Gefühle sowohl bei sich selbst als auch beim Patienten immer besser spüren können und die Beschäftigung mit der Technik bisweilen eher davon ablenkt.

Zusammenfassend lässt sich über die im Vorfeld genanten Methoden feststellen:

- Alle drei Methoden sind seit Jahren wissenschaftlich geprüft und eignen sich, Gefühlsveränderungen sowohl darzustellen als auch zu dokumentieren.
- HRV und EAV zeigen Gefühlsveränderungen vor allem auf Körperebene, das hochauflösende EEG nach Haffelder deren Entsprechungen auf der Ebene des Gehirns.
- Gefühle, die uns von außen erreichen und daher zuerst auf den Körper treffen, werden dementsprechend auch zuerst auf Körperebene registriert und in der HRV angezeigt.
- Im Gehirn abgespeicherte Erinnerungen an Gefühle beeinflussen zuerst das EEG, ehe sie im Körper an der HRV-Änderung erkennbar und für den Patienten körperlich spürbar werden.
- In der Verknüpfung der drei Methoden eröffnen sich Möglichkeiten für weitere Anwendungen, welche die Gefühlsarbeit maßgeblich weiterentwickeln könnten.

## Im Dialog mit unseren Gefühlen

Die meisten unserer schwierigen Gefühle bleiben unbewusst und verrichten damit ihr zerstörerisches Werk im Verborgenen. Wir verhalten uns sogar häufig so, als gäbe es sie gar nicht. Die Voraussetzung für erfolgreiche Gefühlsarbeit ist daher stets, die Gefühle, vor allem die schwierigen, tatsächlich und bewusst wahrzunehmen. Was wir lernen können, ist, diese Gefühle bewusst zu spüren, und zwar in dem Moment, in dem wir das wollen. Das mag wie ein unerfüllbares Vorhaben klingen, lässt sich aber durchaus erlernen. Die gute Nachricht ist: Da die angenehmen Gefühle nicht stören, können wir uns bei der bewussten Wahrnehmung auch tatsächlich voll auf den unangenehmen Teil konzentrieren.

Wir sollten uns einfach angewöhnen, unangenehme Gefühle wie eine Warnleuchte zu betrachten. So wie die Warnleuchte anzeigt, dass vielleicht nicht sofort, aber doch in absehbarer Zeit etwas nicht mehr funktionieren wird, so zeigen auch unsere schwierigen Gefühle an, dass es allmählich Zeit für Veränderungen wird – manchmal auch höchste Zeit. Keinesfalls sollten wir daher dem Impuls nachgehen, solche blinkenden roten Lichter absichtlich zu übersehen, weil sie irgendwie unsere scheinbare Ruhe stören. Natürlich ist es nicht einfach, die Gefühle zu erkennen und zu wandeln. Schwierige Gefühle heißen nicht umsonst so. Wir sollten uns aber nicht entmutigen lassen und es guten Gewissens immer und immer wieder versuchen. Es wird sich lohnen.

»Wir können lernen, vor allem unsere schwierigen Gefühle wirklich in dem Moment wahrzunehmen, in dem wir es benötigen.«

Da bekanntlich mit Humor alles leichter von der Hand geht, möchte ich an dieser Stelle einen kleinen Witz einstreuen, der die Schwierigkeit der Gefühlsarbeit aufs Korn nimmt:

Ein Tourist aus Deutschland findet auf Mallorca im Gebüsch eine Petroleumlampe. Er reibt sie, und tatsächlich erscheint einen Moment später ein Geist. Der ist allerdings recht schlechter Laune, weil er an diesem Tag schon zum dritten Mal aus der Flasche geholt wird. Darum verkündet er dem Tourist, dass dieser statt der üblichen drei Wünsche nur einen Wunsch freihabe. Der Tourist überlegt lange, bis ihm seine Flugangst einfällt. Also wünscht er sich eine Autobahn übers Mittelmeer, damit er künftig mit dem Auto nach Mallorca reisen könne. Der Geist erschrickt und bittet den Deutschen um eine leichtere Aufgabe. Dieser überlegt erneut, bis ihm etwas anderes einfällt: »Lieber Geist, erkläre mir einfach nur, was meine Frau meint, wenn sie auf meine Frage ›Was hast du, Schatz?‹ mit ›Ach, nichts ...‹ antwortet. Der Geist überlegt lange und antwortet schließlich: Zweispurig oder vierspurig?«

Während der mallorquinische Geist in der Lampe sich offensichtlich nicht auf das verminte Gelände der Gefühle wagt und lieber die Autobahn übers Mittelmeer in Angriff nehmen will, geht es bei der Energiemedizin immer um die Frage, was uns zu den Dingen bewegt, die wir sagen und machen. Wie laufen innere Entscheidungen ab, die zur Entwicklung angenehmer oder eben unangenehmer Gefühle und schließlich zu Krankheiten führen?

## Wir sind für uns selbst verantwortlich

Um Situationen, die wir erlebt haben, zu bewerten, nutzen wir ausschließlich unsere Gefühle. Sagen wir uns beispielsweise: »Das war gut für mich«, ruft das angenehme Gefühle hervor. Hat dagegen etwas einen schlechten Eindruck hinterlassen, kommen die unangenehmen Gefühle.

Eins muss klar sein: Jeder von uns trifft diese Entscheidungen – und zwar jeden Tag, von morgens bis abends, in jeder Situation. Es ist überhaupt nicht möglich, dies nicht zu tun. Und insofern müssen wir uns auch keine Gedanken darüber machen, wie man dorthin gelangen könnte, solche Entscheidungen nicht mehr treffen zu müssen. Ebenso wichtig wie diese Erkenntnis ist jene, dass die Bewertungen immer durch uns selbst erfolgen und niemals durch andere.

Den Gefühlen auf die Spur kommen
und den ersten Schritt wagen

.........................

Schwierige Gefühle wandeln lernen

.........................

Sich der Liebe und dem Glück öffnen

# Gefühle zu wandeln ist auch eine Sache der Übung

Was können wir nun selbst tun? Die Antwort auf diese Frage ist so einfach wie - bisweilen - unangenehm: üben, üben, üben. Das, was wir unseren Kindern täglich sagen, damit sie in der Schule am Ball bleiben, und wofür wir regelmäßig genervte Blicke und auch mal das eine oder andere böse Wort ernten, ist für unsere Gefühlsarbeit unerlässlich. Wir müssen uns an dieser Arbeit jeden Tag aufs Neue versuchen, sonst drohen uns die schwierigen Gefühle irgendwann das Leben zu vermiesen.

Der erste Schritt ist dabei immer die Wahrnehmung. Wahrnehmung ist das Gegenteil von Verdrängung. Neigen wir also dazu, regelmäßig schwierige Gefühle zu verdrängen, so ist es der wichtigste Schritt aus der Verzweiflung, diese Gefühle wahrzunehmen. Man könnte es mit einem anderen Wort auch noch etwas deutlicher sagen: wahrnehmen bedeutet anerkennen. Erkennen wir also an, dass uns schwierige Gefühle plagen, gehen wir ihnen entgegen anstatt vor ihnen davonzulaufen.

Der zweite, schwierigere Schritt ist dann, auch die unbewussten Gefühle wahrzunehmen. Im Grunde ist diese Aufgabe aber gar nicht so groß, wie sie zunächst erscheint, denn die Gefühle sind ja ohnehin Tag und Nacht vorhanden. Was wir uns angewöhnen sollten, ist, bewusst auf sie zu achten und sie zu beobachten. Wie aber kann das gelingen? Wie geht man vor, um Dinge, Begegnungen, Menschen zu bewerten, welche Kriterien wendet man dazu am besten an? Für den Einstieg empfehle ich dazu ein Gefühlstagebuch (eine Vorlage dafür finden Sie auf Seite 213).

Schreiben Sie täglich auf, was Sie wann gefühlt haben, welche schwierigen Gefühle Sie wahrgenommen haben. Das ist auf jeden Fall der erste Schritt aus der Verdrängung. Ein Gefühlstagebuch unterstützt Sie, Ihre Gefühle bewusster wahrzunehmen und schult Ihre Achtsamkeit. Gleichzeitig wachsen damit auch Ihre Erfahrungen.

Der dritte Schritt schließlich besteht darin, wahrgenommene schwierige Gefühle zu wandeln, damit sie uns nicht mehr belasten und Energie für die schönen Seiten des Lebens frei wird. Wie das gelingen kann, erfahren Sie ab Seite 189.

## Wagen Sie den ersten Schritt

Bevor Sie anfangen, sollten Sie sich unbedingt klarmachen, dass noch kein Meister vom Himmel gefallen ist und auch die Gefühlsarbeit in Phasen abläuft, in denen Sie immer besser werden. Vergleichen Sie es mit Ihrem Werdegang als Autofahrer: In der Fahrschulzeit brauchten Sie noch Ihre ganze Aufmerksamkeit für Auto und Straße, und genauso war es sicher auch noch in der ersten Zeit nach der bestandenen Prüfung. Mit jedem gefahrenen Kilometer aber wurden Sie sicherer und heute können Sie sich beim Fahren sogar unterhalten oder Musik hören.

Im Umgang mit den Gefühlen ist es im Grunde nicht anders. Bewertungsabläufe von Gefühlen, die sich bewährt haben, werden an das Unterbewusstsein durchgereicht, alles klappt automatisch, und das ist auch nicht verwunderlich, soll es uns doch das Leben erleichtern.

Indes: Was beim Autofahren ganz klasse ist, kann bei den Gefühlen zur Falle werden, weil sie uns gerne mal einen Streich spielen. Das liegt am beschriebenen Automatismus. Konkret gesagt: Hatten wir als Kind schwierige Gefühle in bestimmten Situationen, in denen wir unser Handeln als Scheitern empfunden haben, werden diese abgespeicherten Gefühle, auch wenn wir erwachsen sind, in ähnlichen Situationen wieder auftreten – obwohl wir mit unserer Lebenserfahrung und unserem durch Lernen gesteigerten Können längst in der Lage wären, diese Situation locker zu meistern. Der Automatismus des schwierigen Gefühls verhindert jedoch, dass wir Neues ausprobieren. Stattdessen bleiben wir im alten Verhaltensmuster und unser Gefühl ist genauso schlecht wie damals in der Kindheit. Wir bremsen uns also selbst aus, rauben uns selbst unsere Lebensenergie – und das unter Umständen wieder und wieder, je nachdem, um welche Situationen es geht.

»Der erste Schritt,
schwierige Gefühle zu bewältigen,
besteht immer darin,
sie bewusst wahrzunehmen.«

Sind es in der Tat wiederkehrende Momente, raubt uns dieser Automatismus und das verdrängte schwierige Gefühl dauerhaft dringend benötigte Energie und wir werden chronisch krank und geschwächt. Die Suche nach Ursachen ist in diesen Fällen häufig erfolglos, was uns nur noch weiter in den Teufelskreis hineintreibt. Denn die vergebliche Suche kann neue schwierige Gefühle ans Licht bringen, die sich zu den alten gesellen.

Wir sollten uns also der Situation stellen, den Umgang mit diesen schwierigen Gefühlen lernen und sie dauerhaft in unser Leben eingliedern. Die bereits beschriebenen Gesetzmäßigkeiten, denen unsere Gefühle unterliegen, können dabei hilfreich sein, weil sie uns ermöglichen, gezielt an ihnen zu arbeiten (siehe Seite 94 ff.). Wir können uns gewissermaßen eigene Handlungsabläufe aneignen, die uns dann im Umgang mit schwierigen Gefühlen stets zur Verfügung stehen. Es ist dafür gar nicht notwendig, jedes noch so kleine Detail der Botschaft eines schwierigen Gefühls zu verstehen. Im Vordergrund steht einfach nur der generelle Nutzen, den wir jedem schwierigen Gefühl abringen können und der es für uns so wertvoll macht.

## Wir haben immer eine Wahl

Der größte Nutzen, der uns mit jedem schwierigen Gefühl grundsätzlich leichter umgehen lässt, ist die Erkenntnis, dass wir immer eine Wahl haben und uns immer entscheiden können. Sprüche wie »Ich hatte ja keine Wahl« oder »Es ging einfach nicht anders« sollten Sie also tunlichst aus Ihrem aktiven Wortschatz streichen. Sie sind im Umgang mit schwierigen Gefühlen unangebracht und leiten Sie in die falsche Richtung. Wer die »Schuld« nicht mehr im Außen sucht, kann sich über kurz oder lang von der Vorstellung freimachen, das Leben sei voll von ausweglosen Situationen. Genau das Gegenteil ist nämlich der Fall: Jede Situation ermöglicht es Ihnen, sich auf das Positive zu konzentrieren, aus ihr zu lernen und eine wegweisende Entscheidung zu treffen – möglicherweise wegweisend für einen guten Teil Ihres Lebens. Damit lernen Sie aus jeder Situation ein wenig mehr – vor allem aber lernen Sie die eigentlich zu lösende Aufgabe zu erkennen. Letztlich ist es wie in der Mathematik, wo eine Aufgabe immer nur so lange als zu schwierig erscheint, bis sie gelöst wurde.

Natürlich ist es ein wenig gewöhnungsbedürftig, die Betrachtung unserer Gefühle, die so schwer greifbar erscheinen, mit solchen Dingen wie Mathematik oder Physik in Verbindung zu bringen, doch führt uns genau das auf die richtige Spur und bringt uns in die glückliche Lage, unser Gefühlsleben positiv zu nutzen.

Die Möglichkeit, unsere Gefühle während unserer inneren Bewertungsvorgänge gewissermaßen auszuwählen, zu wissen, wie wir angenehme oder unangenehme Gefühle hervorbringen, birgt allerdings auch eine Gefahr. Wir könnten versucht sein, doch wieder auf halbem Wege stehen zu bleiben und das schwierige Gefühl nun aktiv zu verdrängen, statt es zu verwandeln. Der kurzfristige Effekt ist ja in beiden Fällen der gleiche, denn das »blöde« Gefühl ist erstmal weg. Verdrängung allerdings ist nicht nachhaltig, wir hatten ja anhand des Bildes vom Unter-den-Teppich-Kehren bereits gesehen, dass wir irgendwann wieder darüber stolpern und dann vielleicht noch stärker auf die Nase fallen als beim ersten Mal (siehe Seite 127). Das passiert deshalb, weil der innere Ablauf einfach nicht verändert wurde und in einer Wiederholung der Situation die alten Verhaltensmuster wieder hochkommen. Dies wird so lange so bleiben, bis wir die bewusste Entscheidung getroffen haben, ob ein bestimmter Sachverhalt gut oder nicht gut für uns ist. Durch diese Entscheidung können wir dann auch Konsequenzen ziehen, was durch Verdrängung stets verhindert wird.

> »Der wichtigste Satz, den wir lernen und anwenden dürfen, lautet: Du hast immer eine Wahl. Er gibt unserem Leben Sinn.«

Wenn wir es noch einmal mit der Matheaufgabe vergleichen und uns in die Lage des Schülers versetzen, heißt das: Solange die Aufgabe nicht gelöst ist, fühlen wir uns nicht gut und wir sind stets in Versuchung, unseren Mathelehrer als Verursacher unserer unangenehmen Gefühle auszumachen. Mit diesem Verhalten entgleitet uns jedoch die Möglichkeit zur Lösung des Problems, wir bleiben passiv und warten darauf, dass uns jemand die Lösung verrät. Anders gesagt und wieder konkret auf unsere Gefühle bezogen: Wenn wir die Wahlfreiheit, die Möglichkeit zur Entscheidung nicht sehen wollen, weil wir schwierige Gefühle lieber verdrängen, um die Täuschung zu erzeugen, sie seien weg, werden wir auf lange Sicht immer in diesem schwierigen Gefühl verharren. Und das bedeutet auch, stets darauf zu warten, dass irgendjemand anderes kommen wird, um unser Problem zu lösen. Damit geraten wir in Passivität und Abhängigkeit, was langfristig ebenfalls negative Auswirkungen auf unseren Lebenssinn hat. Haben wir nicht mehr das Gefühl, »Herr im eigenen Haus« zu sein, Probleme zu verstehen und handhaben zu können, so finden wir auch irgendwann keinen Sinn mehr in diesem Leben, das scheinbar nicht von uns, sondern von anderen geführt wird.

»Warten Sie nicht darauf,
dass irgendein anderer Ihr Problem löst,
sondern werden Sie unabhängig
und handeln Sie selbst.«

Die Folgen, die das Verdrängen von schwierigen Gefühlen mit sich bringt, können also durchaus schwerwiegend sein. Umso wichtiger ist es, wieder ins Handeln zu kommen und in der Lage zu sein, schwierige Gefühle zu verwandeln und aktiv zu bleiben.

## Gefühle sind unser Leben

Da es uns immer dann am besten geht, wenn wir voller Lebensenergie sind, ist es im Grunde nur logisch, dass wir genau darauf aus sein sollten. Ihr Ziel sollte sein, Energiefresser und unnötige Energieverluste zu vermeiden. Sie sollten also zu einem Energiesparer in eigener (Gefühls-)Sache werden. Das allein würde im Grunde schon reichen, gesund zu bleiben, weil Sie einfach viel mehr (Lebens-)Kraft zur Verfügung hätten.

Damit die Sache mit dem Energiesparen gelingt, müssen Sie sich angewöhnen, auf Ihre Gefühle als stets aktive innere Urteilsebene zu hören, genau hinzuschauen und nicht vorschnell zu handeln. Mit achtsamem und abwägendem Handeln nach Zurateziehen der Gefühle können Sie sehr viel Leid im Leben vermeiden – in Ihrem eigenen und in dem anderer.

Vielleicht bekommen Sie bei diesen Beschreibungen den Eindruck, es gehe hier um die totale Gefühlskontrolle und die Unterdrückung jedweder Spontaneität. Das ist natürlich nicht der Fall. Gefühle »geschehen« ohnehin immer, und wie Sie gesehen haben, können Sie gar nicht nichts fühlen. Das Neue an dem hier vorgestellten Ansatz ist, dass Sie die jeweiligen Gefühle besser kennenlernen, dass Sie ihre Botschaften verstehen und achten. Damit schaffen Sie es, die Wegweiserfunktion schwieriger Gefühle hin zu den angenehmen Gefühlen zu erkennen und zu nutzen.

Letztlich leben wir für unsere Gefühle, denn je besser diese sind, desto sinnvoller ist unser Leben. Die schwierigen Gefühle sind dabei notwendige Wendepunkte. Sie erfüllen eine überaus wichtige Funktion, weshalb sie niemals einfach verdrängt werden sollten. Wenn wir dem spontanen Reflex, das Unangenehme einfach nur loswerden zu wollen, zu häufig nachgeben, schaffen wir gewissermaßen eine eigene Sondermülldeponie in uns. Und das führt dazu, dass wir uns irgendwann selbst nur noch als Müll fühlen, vielleicht sogar als Sondermüll, der zu gar nichts mehr taugt. Das ist sicherlich drastisch ausgedrückt, aber Suizidraten und die steigende Zahl an psychotherapeutischen Behandlungen sprechen in meinen Augen eine deutliche Sprache. Offenbar ist auf dem Feld der Gefühlsarbeit noch eine ganze Menge zu tun, um wieder viel mehr Menschen auf den Pfad eines sinnvollen und glücklichen Lebens zu führen.

»Wer seine Gefühle genau kennt, kann auch die schwierigen als Wegweiser nutzen und sich auf den Pfad hin zu einem sinnvollen und glücklichen Leben führen lassen.«

Zum Abschluss dieses Abschnitts möchte ich noch einmal ein Beispiel aufzeigen, wie es grundsätzlich gelingen kann, ein schwieriges Gefühl zu wandeln, zum Beispiel die Trauer: Eines Tages kam ein älterer alleinstehender Herr in meine Praxis, dessen Hund an einer schweren Krankheit verstorben war. Der Mann kam damit nicht zurecht, denn dieser Hund war sein liebster Kamerad. Sein Tod kam für ihn ganz überraschend und war, wie er mir erzählte, einfach nicht zu verschmerzen. Er schlief schlecht und hatte sogar den Verdacht, mittlerweile eine Depression entwickelt zu haben. Seine Stimme war belegt und brach ihm sogar manchmal weg, wenn er etwas sagen wollte. Der Hals-Nasen-Ohren-Arzt, den er aufgesucht hatte, konnte keine Ursache feststellen.

»Gefühle sind immer innere Bewertungen von Situationen oder Personen.«

Als ich den Patienten befragte, was er empfand, wenn er an seinen Hund dachte, beschrieb er das Gefühl als wiederkehrendes Brennen in der Halsregion. Auch Druckwellen spürte er mehrfach. Es fühle sich an, so sagte er, als schnüre es ihm die Kehle zu.

In der Behandlung versuchte ich, mithilfe gezielter Fragen danach zu suchen, ob die schlimme Situation nicht auch »Vorteile« haben könnte, ohne dass sich dadurch die Situation selbst veränderte. Wir kamen schließlich zu dem Schluss, dass das Tier von seinen unsäglichen Schmerzen befreit worden war. In der zweiten Sitzung erinnerte sich der Patient, dass sein Hund eine Hundefreundin gehabt hatte, die vor zwei Jahren ebenfalls verstorben war, und mit der er nun vielleicht wieder verbunden sein könnte. Vor allem diese Vorstellung ließ nach und nach aus dem unangenehmen, schmerzhaften Gefühl ein warmes, weiches werden. Während der Mann das ursprüngliche Gefühl als irgendwie »klebrig« beschrieb, war es nun »leicht« und »flüssig« geworden.

Wir gingen dennoch weiter und versuchten, den Vorgang der unterschiedlichen Betrachtung zu wiederholen, um ihn zu festigen und so zu automatisieren, dass er ihn immer wieder abrufen könnte. Dazu bedurfte es zunächst eines »Rückschritts«: Ich forderte meinen Patienten auf, sich das Leid des Hundes in jenem Moment, in dem er eingeschläfert wurde, erneut zu vergegenwärtigen. Bereits nach 30 bis 40 Sekunden setzte wieder das Brennen im Hals ein. In dem Moment, in dem der Patient sich seines Gefühls sicher war, bat ich ihn, sich wieder das erlösende Bild vorzustellen, in dem sein Hund mit seiner alten Hundefreundin fröhlich spielt. Und siehe da: Innerhalb kürzester Zeit wandelte sich das einengende und brennende Gefühl wieder in ein angenehmes warmes.

## Die Macht der Wiederholung

Für eine bessere Lebensqualität ist es unbedingt erforderlich, nicht bei einer einmaligen Wandlung stehen zu bleiben, sondern den Vorgang zu automatisieren. Um zu einer Automatisierung zu kommen, reicht ein einfaches Vorstellen dieser Situation – im oberen Beispiel die Vorstellung, dass der verstorbene Hund in einer anderen Welt mit der alten Hundefreundin aus dem Diesseits wiedervereint ist und fröhlich spielen kann – nicht aus. Der Vorgang muss in der Regel drei- bis viermal wiederholt werden, bis sich der Patient wirklich als Herr über die eigenen Gefühle sieht. Erst dann ist er in der Lage, den Standpunkt der Betrachtung selbst zu verändern, also von der ablehnenden auf die positive Seite zu wechseln. Und damit kann er sich selbst Beschwerdefreiheit und letztlich ein schöneres Leben schenken.

Je häufiger man diesen Vorgang übt, desto leichter fällt der Perspektivwechsel und desto mehr wird er zur Gewohnheit. Wir erleben in der Folge wesentlich weniger sinnfreien, krank machenden Stress, weil wir viel seltener diesen untauglichen Kampf gegen die Umstände führen, die wir nicht beeinflussen können.

»Um eine positive Betrachtungsweise bei Bedarf quasi automatisch abrufen zu können, muss sie uns in Fleisch und Blut übergehen. Erst dann sind wir Herr über unsere eigenen Gefühle.«

Hier liegt der entscheidende Punkt: Der Mensch kann immer und überall seine Bewertung der Situation verändern und seinen Standpunkt wechseln. Wenn sich also wieder einmal das typische Ich-kann-ja-ohnehin-nichts-ändern-Gefühl einstellt, sollten Sie sich klarmachen, dass sich dieses Gefühl auf die Situation bezieht, nicht aber auf Ihren Standpunkt. Diesen können Sie nämlich immer ändern – und damit auch Ihre schwierigen Gefühle wandeln. Sie werden damit zum Bestimmer Ihrer Situationen und sind nicht mehr Spielball Ihrer Gefühle. Schmerz lässt sich auflösen und in eine angenehme Schwingung verwandeln. Wichtig ist, diesen Vorgang so oft wie möglich zu wiederholen, um Sicherheit und Gewohnheit zu erlangen.

## Gefühle wandeln – ein Praxisleitfaden

Bei der Lektüre dieses Buches dürfte klar geworden sein, dass »schwierige« Gefühle nicht von sich aus negativ sind, sondern die Kehrseite an sich guter Gefühle darstellen. Denken Sie nur an die Bipolarität von Wut, jene eingesperrte Lebenskraft, die auf Zerstörung aus ist. Wenn Sie schwierige Gefühle spüren, ist es daher sinnvoll, sich auf die Suche nach ihrem Ursprung zu machen und das gute Gefühl dahinter zu befreien.

### Wie Sie Wut wandeln

Was die Wut betrifft, reicht es in manchen Fällen schon, sich das Ursprüngliche in Erinnerung zu rufen, um zum Ausgangspunkt zurückzukehren und das eigentlich Geplante umzusetzen.

**Die Brummkreisel-Übung**

Ein schwieriges Gefühl wie die Wut frisst sich quälend langsam in uns hinein und hinterlässt dabei tiefe Schleifspuren. Deshalb tut uns Wut auch weh. Ohne die Kenntnis unseres Gefühlslebens versuchen wir instinktiv, den Schmerz zu mindern – was jedoch bedeutet, dass wir versuchen, das Gefühl noch mehr auszubremsen und zu verlangsamen. Das führt letztlich nicht zum Erfolg. Wie auch? Um die Wut zu mindern, müssten wir das genaue Gegenteil tun und aus der quälenden Langsamkeit heraus wieder in Bewegung und Geschwindigkeit kommen.

Wenn Sie das nächste Mal Wut empfinden, die als unangenehmes Brennen, Spannungs- oder Druckgefühl im Oberbauch sitzt, stellen Sie sie sich als einen torkelnden Brummkreisel vor, der unkontrollierbar kreist, mal hierhin, mal dorthin schwingt und Sie dabei an verschiedenen Stellen treffen und verletzen kann.

Nun stellen Sie sich vor, wie Sie den Kreisel sich wieder schneller drehen lassen – schneller und immer schneller.

Sie werden spüren, wie sich das unangenehme Brennen und der Druck in ein angenehmes Wärmegefühl verwandeln. In diesem Moment verschwindet die Wut zwar nicht, sie wandelt sich aber wieder in Lebenskraft, die gleichmäßig kräftig »kreiselt« und sich dadurch kontrollierbar und angenehm anfühlt. Wenn sich das Gefühl im Oberbauch verändert, ist das ein untrügliches Zeichen dafür, dass die Wandlung gelungen ist. Sie sind damit wieder handlungsfähig und können die positiven Effekte des Gefühls Lebenskraft nutzen.

»Innere Bilder helfen Ihnen dabei, sich die Wirkung von Gefühlen besser vorzustellen.«

Sie können sich dazu natürlich auch eines anderen Bildes bedienen, zum Beispiel eines ruckelnden Flugzeugpropellers, der immer besser in Gang kommt, bis die Maschine schließlich abheben kann. Wichtig ist, sich auf ein Modell »einzuschießen«, das für Sie persönlich gut funktioniert und sich deswegen leicht abrufen lässt. Üben Sie »Ihr« Bild gut ein, damit Sie es im Ernstfall, wenn Sie wirklich große Wut verspüren, schnell anwenden können.

**Autobahn-Variante**

Hier noch eine Variante der Brummkreisel-Übung für alle, die wie ich häufig im Straßenverkehr unterwegs sind. Übertragen Sie einfach folgendes Beispiel auf Situationen, die Sie vielfach erleben: Sie fahren auf der Autobahn und sind recht flott auf der Überholspur unterwegs, weil Sie es eilig haben. Plötzlich schert vor Ihnen ein LKW-Fahrer aus und gefährdet durch sein rücksichtsloses Verhalten sowohl Sie als auch andere Fahrzeuginsassen. Verständlich, dass Sie in diesem Moment Wut entwickeln. Denken Sie nun aber wieder an den Brummkreisel und aktivieren Sie ihn. Spüren Sie, wie sich das Gefühl wandelt und wie Sie plötzlich in der Lage sind zu denken: »Wow, der hat mir jetzt auf die harte Tour vorausschauendes Fahren beigebracht.« Sie gehen auf diese Weise kraftvoll in das »Geschenk der Weiterentwicklung« hinein, anstatt das schleifende Wutgefühl weiter mit sich herumzutragen.

### Noch mehr Tipps zum Umgang mit der Wut

Ein paar grundsätzliche Punkte zum Gefühl der Wut sollten Sie verinnerlichen, um es leichter wandeln zu können:

- Der Satz »Ich ärgere mich« ist eine Arbeitsbeschaffungsmaßnahme für Masochisten. Denn niemand profitiert davon, im Gegenteil: Es schadet Ihnen und macht Sie auf Dauer krank.
- Das Gefühl der Wut mündet immer in »Kampf« zum Zwecke der biologischen Selbsterhaltung.
- Wenn Sie gegen etwas kämpfen, das Sie nicht besiegen können, ist das sinnlos und schadet Ihnen nur (siehe Arbeitsbeschaffungsmaßnahme für Masochisten, erster Punkt). Ärger ist somit unproduktiv und selbstzerstörerisch.
- Sie können jede »Lebenskalorie« nur einmal verbrauchen. Setzen Sie sich für biologisch zwar vielleicht verständliche, praktisch jedoch sinnlose Dinge ein, fehlen Ihnen diese »Kalorien« am Ende für die schönen Dinge des Lebens.
- Es lohnt sich genau hinzuschauen, ob die Empfindung überhaupt so stimmt, wie sie im ersten Moment erscheint. Die Fähigkeit, selbst zu relativieren, nimmt oft schon die Spitze der Wut und macht es leichter, in die Lebenskraft zu kommen.
- Aktivieren Sie den beruhigenden Vagusnerv, indem Sie zuerst mindestens dreimal tief Luft holen, anstatt zu explodieren.

### Wenn Kinder wütend sind

Vor allem bei Kindern kommt es bisweilen zu heftigen Wutausbrüchen, die sich scheinbar nicht kontrollieren lassen und für alle Beteiligten zu einem echten Problem werden können. Auch daran können Sie arbeiten, indem Sie sich der Situation indirekt nähern. Am besten wird dies zunächst im Beisein eines Therapeuten eingeübt, der einen professionellen Blick auf das Geschehen hat. Es geht darum, dass das Kind sich Beispiele von »Wut« überlegt, an die es denken kann, ohne gleich auszurasten. Beispiele also, die das Gefühl Wut in abgeschwächter Form ansprechen.

Diese Beispiele müssen anschließend immer und immer wieder durchgespielt werden, wodurch das Kind lernt, mit dem Gefühl umzugehen, und eine Art Gewöhnungseffekt entsteht, der dazu führt, dass es auch in schwierigeren Situationen nicht komplett unkontrolliert reagiert. Es kämpft einfach nicht mehr so extrem gegen das Unangenehme des Gefühls und verstrickt sich nicht mehr darin. Im Gegenteil: Es lernt die Stärke der Lebenskraft kennen und kann dieses Gefühl viel besser genießen. Dieser Effekt stellt sich in der Regel nach ein bis zwei Monaten des Übens ein.

## Wie Sie Trauer wandeln

Wenn Sie merken, dass Sie einen Sachverhalt nicht annehmen können und ihn mit dem Gefühl der Trauer verbinden, sollten Sie sich immer klarmachen, warum dies so ist.

Trauer wird nur so lange ein schwieriges Gefühl bleiben, bis Sie sich trauen, sich die zunächst seltsam anmutende Frage zu stellen: »Wie wäre es mir denn recht gewesen?« Das ist nicht zynisch gemeint, sondern verdeutlicht lediglich die Tatsache, dass Sie die Situation nicht ändern können. Erst wenn Sie das annehmen, sind Sie in der Lage, die trauerauslösende Situation von einem anderen Standpunkt aus zu betrachten und zu wandeln – und damit auch in der Trauersituation handlungsfähig zu bleiben und den Sinn des Lebens nicht aus dem Blick zu verlieren.

Scheuen Sie sich dabei nicht, auch die Hilfe eines Therapeuten anzunehmen. Gerade das Gefühl der Trauer ist mitunter so gewaltig, dass es kaum möglich ist, es aus eigener Kraft zu wandeln.

## Wie Sie Eifersucht wandeln

Eifersucht ist die Kehrseite des Interesses. Sie kommt auf, wenn selbst gesteckte Ziele nicht erreicht werden. Wie bei anderen bipolaren Gefühlen ist auch hier die Wandlung des schwierigen Gefühls der Eifersucht in das angenehme des Interesses möglich.

- Die einfachste Variante Eifersucht zu wandeln ist, sich immer wieder intensiv vorzustellen, was man unbedingt noch besser können möchte und wie sehr man sich freuen wird, wenn es gelingt. Auf diese Weise lässt sich Motivation einüben.
- Beobachten Sie jemanden, der etwas sehr gut kann, was Sie auch gerne können würden und senden Sie Ihr Gefühl des Interesses aus. Mit etwas Übung können Sie sich so »heranspüren« und bisweilen gelingt es auf diese Weise sogar, sich ohne großes Training in einer Sache zu verbessern.
- Denken Sie immer an den positiven Ursprung, wenn Sie Eifersucht oder sogar Neid verspüren. Das heißt: Versuchen Sie herauszufinden, was Sie eigentlich wollten, um es dann einfach noch einmal zu versuchen. Sie aktivieren mit dieser Rückkehr zum Ausgangspunkt das Interesse, und das Gefühl wandelt sich von »unangenehm« in »angenehm«.
- Seien Sie nicht neidisch oder eifersüchtig auf das, was andere geschafft haben. Lenken Sie den Blick auf das eigene Interesse. Sollten Sie zu dem Schluss kommen, dass das ursprüngliche Ziel für Sie nicht mehr erreichbar ist, suchen Sie sich eben ein neues. Auch das wird zum angenehmen Gefühl führen, da sich das Gefühl immer mit dem verbindet, was Sie im Moment machen.
- Nehmen Sie das unangenehme Gefühl auf keinen Fall persönlich. Wenn Sie Eifersucht oder Neid spüren, weil Sie in einem Vergleich schlecht abgeschnitten haben, berührt Sie das nicht als gesamte Person. So ein verlorener Vergleich ist wie die rote Boje im Strom des Lebens, die Ihnen zeigt, was Sie ändern oder

verbessern können. Maßgeblich sind jedoch immer die grünen Bojen, die das Fahrwasser markieren. Das Gefühl der Eifersucht und des Neids dient also wie jedes unangenehme Gefühl dazu, die positive Seite zu aktivieren, in diesem Fall das Interesse.

## Wie Sie Angst wandeln

Die Angst ist ein Gefühl, vor dem wir normalerweise am meisten Angst haben – einfach weil es so extrem negativ klingt. Dabei ist die Angst in Wirklichkeit unser wichtigster Beschützer. Wenn wir das verstanden haben, können wir eine wunderbare Zeit mit ihr verbringen und dieses Gefühl hervorragend für uns nutzen.

Angst ist ein ungeheuer wichtiges und hilfreiches Gefühl. Sie braucht, um hilfreich zu sein, allerdings immer die Unterstützung der anderen Gefühle – und die des Verstandes. Denn weil sie grundsätzlich das Schlimmste annimmt und entsprechend reagiert, braucht sie im Bedarfsfall relativierende Unterstützung. Unser Verstand ist in der Lage, Möglichkeiten zu eröffnen und uns zu sagen, dass wir gerade gar keine Angst haben müssen, sondern uns auf andere Wege begeben können.

> »Die Angst ist unser wichtigster Beschützer. Wir sollten also keine Angst vor ihr haben, sondern uns ihrer Botschaft stellen und handeln.«

### Praktische Übungen zur Wandlung der Angst

Die hier gegebenen Ratschläge wenden sich ausdrücklich an Menschen, die nach Möglichkeiten suchen, mit Ängsten umzugehen, die sie immer einmal wieder heimsuchen, die aber das Gefühl haben, sich noch selbst steuern zu können. Das Ziel ist, aus dem reflexhaften Kampf-/Flucht-Modus herauszukommen und all die Möglichkeiten zu entdecken, die die Angst bietet – außer der, durch sie zu Schaden zu kommen.

- **Katastrophisieren:** Zugegeben, diese Methode klingt erst einmal widersinnig, schließlich sollte es doch das Ziel sein, nicht in jeder Kleinigkeit eine Katastrophe zu sehen. Das ist aber auch gar nicht gemeint. Katastrophisieren ist eine Möglichkeit, Abstand zu gewinnen. Wenn Sie vor etwas Angst verspüren, malen Sie sich aus, wie es im schlimmsten Fall sein wird. Lassen Sie also die Situation vor Ihrem geistigen Auge immer schlimmer werden. Anschließend vergleichen Sie dieses Bild mit der tatsächlichen Lage – um festzustellen: Ach, so schlimm ist es ja nun auch wieder nicht. Probieren Sie es aus, es funktioniert!
- **Danke sagen:** Verdrängen Sie die Angst nicht, sondern sagen Sie Danke. Damit würdigen Sie die Angst in ihrer guten Funktion. Sie will Sie schließlich nur retten. Durch den Dank zeigen Sie ihr, dass Sie diese Botschaft verstanden haben. Auch hier hilft es, sich vorzustellen, dass es noch viel schlimmer hätte kommen können, und zu erkennen, dass es doch weniger furchtbar war. Anschließend sagen Sie der Angst noch einmal Danke.
- **Trainieren mit der Angst:** Gehen Sie gefährliche und beängstigende Situationen immer wieder im Vornhinein durch – wieder und wieder. Die Wiederholung kann dafür sorgen, die Angst zu relativieren und ihre gute Eigenschaft der Aufmerksamkeitssteigerung zu nutzen. Das hilft zum Beispiel im Straßenverkehr, wo die Angst uns hilft, besser aufzupassen. Auch hier ist es gut, nach dem Überstehen der Situation kurz innezuhalten und Danke zu sagen.
- **Sorgen erkennen:** Halten Sie sich vor Augen, was die Folge ist, wenn Sie sich aus Angst zu viele Sorgen machen. Viele Eltern sind zum Beispiel immer und stets in Sorge, ihren Kindern könnte etwas zustoßen, es könnte ihnen vielleicht nicht gut gehen oder Ähnliches. Sich klarzumachen, dass es sich nicht mehr um die wichtige elterliche Sorge handelt, sondern um ein Hineinsteigern in bloße Vorstellungen, kann helfen. Denn

diese Art von Angst ist unnütz auf allen Ebenen: Sie macht der Person Stress, die die Angst hat, und vermittelt dem Adressaten, also hier dem Kind, dass er Dinge nicht selbst schaffen kann und dass er zu schwach fürs Leben sei.

**Der Umgang mit starken Ängsten**

Die vorangegangenen Tipps funktionieren nur, solange wir es nicht mit einer extrem starken Ausprägung von Angst zu tun haben. Bei Menschen mit Panikattacken und schweren Angststörungen bedarf es immer professioneller Begleitung, um der Situation Herr zu werden. Diese Arbeit sollte und kann niemand allein machen. Hier gibt es auch fast immer Hintergründe, die mit der Hilfe eines Therapeuten einzeln aufgearbeitet werden müssen.

»Bei schweren Angsstörungen und Panikattacken können innere Bilder helfen, die Angst zu ›erschöpfen‹ und wieder klarer zu denken.«

Unterstützend können Sie in so einem Fall aber versuchen, die Angst gewissermaßen zu erschöpfen und sie ihre Arbeit machen zu lassen, damit sie sich am Schluss zur Ruhe legt. Das kann zum Beispiel gelingen, indem Sie sich folgende Situation vorstellen:

Stellen Sie sich vor, Sie wären in der afrikanischen Savanne. Plötzlich entdecken Sie Löwen – nicht nur einen, sondern gleich ein ganzes Rudel –, und die sehen nicht so aus, als hätten sie ausgiebig gefressen. Im Gegenteil, sie sind hungrig und haben gerade eine potenzielle Nahrungsquelle entdeckt: Sie ... Erst langsam, dann immer schneller bewegen sie sich auf Sie zu. Natürlich erledigt nun die Angst ihren Job, aktiviert alle verfügbaren Reserven in Ihnen und lässt Sie nach einem Ausweg suchen: Flucht. Die Löwen kommen jedoch immer näher, Sie spüren bereits ihren heißen Atem im Nacken. Nur im allerletzten Moment erreichen Sie einen Felsen mit einem schmalen Spalt, durch den Sie zwar gerade eben passen, die Löwen aber nicht. Geschafft!

Es ist ein wenig dunkel in der Höhle hinter dem Spalt, doch langsam gewöhnen sich Ihre Augen an das dämmrige Licht und Sie entdecken, dass die Höhle nicht leer ist. Sie sehen einen Tisch und einen Stuhl, auf dem Stuhl hängt ein wärmendes Fell zum Umhängen, an der Wand sind Regale angebracht, auf denen sich Fladenbrote und Fleischvorräte befinden. Wie Sie erst jetzt bemerken, stehen am Eingang zur Höhle außerdem gleich zehn aufmerksame und vor Kraft strotzende Krieger. Diese Höhle ist also ein sicherer Ort.

Ziel dieser Übung ist es, die Angst wirklich zu erschöpfen. Sie hat ja aus ihrer Sicht alles richtig gemacht. Denn ob die Gefahr real ist oder nicht, ist der Angst egal. Sie merken das zum Beispiel, wenn Sie einen gut gemachten Krimi oder Horrorfilm anschauen. Obwohl Sie theoretisch wissen, dass die Menschen auf der Leinwand oder dem Bildschirm alle Schauspieler sind und keine reale Gefahr besteht, spüren Sie das Kribbeln der Angst, die darauf aus ist, Sie vor den angeblichen Gefahren zu schützen. Natürlich ist Ihr Verstand in diesem Fall in der Lage, die Angst zu bezähmen, das Funktionsprinzip aber ist auch hier das Gleiche.

> »Unsere Gefühle machen keinen Unterschied zwischen Wirklichkeit und Vorstellung. Deshalb kann eine Gruselgeschichte uns genauso Angst machen wie ein echtes Verbrechen.«

## Machen Sie sich bereit für mehr Liebe

Sie können nicht nur üben, schwierige Gefühle zu wandeln, sondern selbstverständlich auch lernen, offener für die schönen Gefühle zu werden, allen voran die Liebe und das Glück.

**Was Sie selbst für das Gefühl der Liebe tun können**

Eine Übung habe ich mit der Reise zum eigenen Herzen bereits beschrieben (siehe Seite 60). Doch es gibt noch weitere Möglichkeiten, so mit dem Gefühl der Liebe zu arbeiten, dass wir unsere strahlende Liebe nicht aufwendig einschränken.

- **Erst mal abwarten:** Gewöhnen Sie sich an, nicht sofort zu reagieren, wenn Sie einen ärgerlichen Impuls oder innere Aggressionen spüren. Schicken Sie diesen Impuls erst einmal über Ihr Herz und lassen Sie ihn von der Liebe anstrahlen. Sie werden merken, dass das, was Sie danach sagen, genauso klar, aber in der Regel deutlich weniger verletzend ist.
- **Eine Übung für Ausdauernde:** Stellen Sie zwei Topfpflanzen auf die Fensterbank. Die eine gießen Sie täglich, strahlen sie mit Liebe an und sprechen mit ihr, die andere wird einfach nur gegossen. Nach drei Monaten vergleichen Sie den Wuchs und den Zustand der Pflanzen. Sie werden staunen!
- **Sich mit der Welt verbinden:** Bei dieser Übung geht es um das Gefühl, mit unserer Umgebung, ja mit der ganzen Welt verbunden und in ihr aufgehoben zu sein – ein angenehmes Gefühl, mit dem es uns besser geht. Stellen Sie sich vor, Ihr Herz wäre ein Scheinwerfer, mit dem Sie einen Gegenstand in Ihrer Nähe anstrahlen. Das kann auch etwas vollkommen Banales sein, etwa ein Stuhl. Strahlen Sie ihn etwa zwei Minuten lang an und senden Sie anschließend noch den Gedanken mit, dass Sie auf eine Antwort warten. Wenn Sie Ihr Strahlen beendet haben, werden Sie feststellen, dass der Stuhl tatsächlich zurückstrahlt. Sie spüren diese Reaktion in Form von Wärme oder als anderes

angenehmes Gefühl in Ihrem Körper. Der Stuhl wird Ihnen in gewisser Weise lebendiger vorkommen als sonst. Wiederholen Sie diese Übung mehrmals. Sie werden feststellen, dass es mit jedem Mal besser klappt.

- **Liebesstrahlen aktivieren:** Um mit dem Gefühl der Liebe zu üben, suchen Sie sich etwas Neutrales, an das Sie mit Liebe denken können. Das kann Ihr Lieblingsschauspieler sein, Ihre Lieblingsspeise als Kind oder Ihr Lieblingstier. Nehmen wir an, dass Sie als Kind Gummibärchen liebten (Sie sehen, es muss gar nicht kompliziert sein): Wenn Sie sich einen Moment das Gefühl vergegenwärtigen, das Sie als Kind hatten, wenn Ihnen jemand eine Tüte Gummibärchen schenkte, spüren Sie, wie Sie zu strahlen beginnen. Rufen Sie sich ab nun in schwierigen Situationen genau diesen Gedanken in Erinnerung, etwa bei Auseinandersetzungen mit dem Partner. Gerade Partnerschaften scheitern häufig daran, dass sich eigentlich banale Streitigkeiten immer wieder hochschaukeln, nicht selten ist es ein wahres Ping-Pong der Aggressionen. Wenn Sie in so einem Fall das nächste Mal Wut in sich aufsteigen fühlen und genau wissen, dass die Situation eskalieren und wie immer zu nichts als Tränen und Enttäuschung führen wird, können Sie das Liebesstrahlen wie nebenbei einschalten – indem Sie an Ihre Gummibärchen denken. Sie bleiben dadurch nicht nur ruhig, sondern strahlen unmerklich auch Liebe aus, was sich wiederum auf Ihr Gegenüber auswirkt: Es fühlt eine angenehme Gefühlswolke der Liebe, die auch ihm hilft, runterzukommen und nach Lösungen für das eventuell bestehende Problem zu suchen.

»Das Beste an den ›Liebesstrahlen‹: Wenn unser Gegenüber offen ist für das Glück und die Liebe, strahlen sie hin und her und werden dadurch immer stärker.«

Abschließend noch ein kleines Beispiel, wie das Gefühl der Liebe Alltagssituationen flugs beruhigen und positiv verändern kann: Vor einiger Zeit beobachtete ich eine Mutter, die frühmorgens mit ihrem etwa vierjährigen Sohn aus dem Bus stieg. Die beiden waren offenbar auf dem Weg zur Tagesbetreuung. Der Weg dorthin führte vom Bus aus nach rechts, was man daran sah, dass die angespannt wirkende Mutter ihren Sohn mit aller Macht in diese Richtung zog. Sie hatte es sichtbar eilig, setzte sich letztlich mit Nachdruck durch und zerrte den Jungen unter Protest in »ihre« Richtung. Stress pur für beide – und eine Situation, die vermutlich viele Eltern so oder so ähnlich bestens kennen.

»Wem es gelingt, das Gefühl der Liebe gezielt zum Strahlen zu bringen, der vermeidet Stress und Konflikte – und erntet jede Menge Glück.«

Wie hätte die Mutter die Situation lösen können? Wenn sie bereits mit dem Gefühl der Liebe geübt hätte, hätte sie zum Beispiel an ihr Liebesbeispiel denken und damit ihr Liebesstrahlen aktivieren und gleichzeitig das Kind fragen können, was es denn auf der linken Seite vom Bus wolle. Nehmen wir an, dort befindet sich ein Spielzeugladen und die Mutter weiß, dass der Kleine nur einen Moment gucken will. Nach einem kleinen Abstecher zu besagtem Schaufenster, würde der Junge dann zufrieden in die geplante Richtung mitgehen – und in seiner Kindergartengruppe gut gelaunt von dem Spielzeug erzählen, das er gerade angeschaut hat.

So stressfrei kann es laufen, wenn das Gefühl der Liebe gezielt zum Strahlen gebracht wird. Im Fall der Mutter und ihres Sohnes hätte die Verzögerung vielleicht wenige Minuten betragen, die letztlich niemandem wehgetan hätten.

## Wie Sie das Glück erlernen

Jeder will glücklich sein, aber das ist anscheinend gar nicht so einfach. Nicht selten erlauben wir es uns sogar selbst nicht, obwohl wir allen Grund dazu hätten. Deshalb ist es wichtig, den Umgang mit Glück zu üben und sich an das Gefühl zu gewöhnen.

- Überlegen Sie sich ein neutrales Beispiel von Glücksempfindung, bei dem Sie sicher sein können, dass für Sie keine anderen Gefühle wie Trauer oder Wut mitschwingen. Stellen Sie sich zum Beispiel einen Schauspieler vor, der für seine Künste als Darsteller gerade den Oscar bekommen hat und sich nun wie ein kleines Kind freut. Mit etwas Übung können Sie sich in diesen Menschen hineinversetzen und wie er das Glück über die Auszeichnung empfinden.
- Vielfach gönnen wir es uns einfach nicht, glücklich zu sein, weil wir das Glück als etwas betrachten, das, wenn überhaupt, nur am Ende eines langen Weges steht, und das wir erst fühlen dürfen, wenn wir es uns verdient haben. Dieses Warten aufs Glück ist nicht sinnvoll. Richten Sie Ihre Aufmerksamkeit lieber auf die kleinen Glücksmomente und erlauben Sie sich, diese auch zu fühlen. Das wird einfacher, wenn Sie nicht krampfhaft darauf achten, ob vielleicht gerade jetzt im Moment irgendetwas dazu geeignet ist, Sie glücklich zu machen. Denken Sie stattdessen lieber an Glücksmomente in der Zukunft (oder auch in der Vergangenheit). Es heißt nicht umsonst »Vorfreude ist die schönste Freude«. All diese kleinen Momente, in denen Sie Ihr Glücksgefühl aktivieren, sind wichtig. Das kann der Ausflug am Wochenende sein, ein Wiedersehen mit einem Freund nach langer Zeit oder andere scheinbar einfache Dinge.
- Sich Glück zu gönnen heißt auch, das kleine Glück zu feiern. Sie haben den Zahnarztbesuch, der Sie so stresst, überstanden? Sie haben ein schwieriges Gespräch, das Sie nervös gemacht hat, über die Bühne gebracht? Machen Sie nicht einfach nur

einen Haken dahinter, sondern ergreifen Sie die Gelegenheit, glücklich zu sein. Gönnen Sie sich das Gefühl und stärken Sie Ihr inneres Belohnungssystem.

- Sie können Glück auf »stille« oder auf »heftige« Art und Weise üben. Hier ein paar Beispiele: Stehen Sie früh auf und genießen Sie den Sonnenaufgang. Hören Sie Musik, die Sie besonders berührt. Ich selbst empfinde beispielsweise bei der Chaconne aus Johann Sebastian Bachs Solosonate für Violine in den unglaublichen Interpretationen von Isabell Faust, Christian Tetzlaff oder David Oistrach ein Gefühl des Glücks. Wichtig ist, dass Sie sich komplett in diesen Glücksmoment hineinfühlen und das Gefühl wahrnehmen und zulassen. »Heftiges« Glück kann etwa der Jubel über eine lang ersehnte Nachricht sein, die Freude über eine gelungene Überraschung oder auch die tiefe Befriedigung, nach langem Probieren etwas endlich geschafft zu haben.

**Übung: Glücksmomente sammeln**

Patienten, die angeben, wenige Glücksmomente zu kennen, empfehle ich folgende einfache Übung, die jeder zu Hause nachmachen kann: Besorgen Sie sich ein schönes großes Gefäß, beispielsweise eine Porzellanschale, sowie 20 bis 30 Murmeln oder Perlen. Gewöhnen Sie sich an, den Tag abends vor dem Schlafengehen in Gedanken noch einmal durchzugehen – allein oder gemeinsam mit Ihrem Partner/Ihrer Partnerin. Für jedes schöne Erlebnis an diesem Tag legen Sie eine Murmel oder Perle in die Schale. Sie werden staunen, wie viele Murmeln selbst an stressigen Tagen mit schwierigen Erlebnissen in der Schale landen – und an guten Tagen sind es natürlich noch viel mehr. Die Erkenntnis, dass immer Murmeln in der Schale liegen, an jedem einzelnen Tag, lässt Sie mit einem Lächeln und einem Gefühl der Dankbarkeit ins Bett gehen und mit Sicherheit auch besser schlafen.

### Das Glück herbeilachen

Lachen Sie so oft und so herzhaft wie möglich. Ich verweise an dieser Stelle immer gerne auf den Dalai Lama, der schon einmal ein Interview wiederholen musste, weil er gut ein Drittel der 55 Minuten nur gelacht hatte. Es war für ihn, der Lachen so gewöhnt ist, ein schwieriges Gespräch. Als das zweite Interview vorbei war, ging er daher erst einmal in einen Nebenraum und lachte dort eine halbe Stunde lang ununterbrochen. Erst danach fühlte er sich wieder normal.

Wunderbar üben lässt sich das Lachen übrigens beim Lach-Yoga. Dieser Begriff mag im ersten Moment merkwürdig klingen, ist aber eine gute Möglichkeit, Glück zu üben.

### Wir sind selbst unseres Glückes Schmied

Glück ist das Gefühl, bei dem Sie am wenigsten mit dem Gefühl selbst arbeiten. Viel mehr geht es darum, achtsam zu schauen, worüber man glücklich sein kann (erinnern Sie sich an die Übung mit der Schale am Abend). Wichtig ist auch, es sich nicht zu schwer zu machen. Der bekannte TV-Moderator und Kabarettist Eckart von Hirschhausen erzählte beispielsweise einmal, dass er sich entschieden habe, dreiblättrige Kleeblätter zu seinen Glücksbringern zu machen. Vierblättrige gäbe es einfach zu selten.

»Wer sich der Botschaft der Gefühle öffnet, verbessert den Energiefluss und damit seine Lebensqualität und seine Gesundheit.«

Wie wir zum Privatdetektiv unserer Gefühle werden
und damit eine bessere Zukunft gestalten

..........................

Warum wir schwierige Gefühle als Botschafter
einer besseren Zukunft zulassen sollten

# Trauen wir uns, das neue Gefühlswissen anzuwenden – ein Schlusswort

Sie haben nun eine ganze Menge über Gefühle gelesen, und natürlich hoffe ich, dass Sie daraus viele praktische Anregungen ziehen können. Allerdings gilt wie immer: Auch wenn man die Theorie verstanden hat, ist es mitunter schwierig, sie in praktisches Handeln umzusetzen. Um hier besser voranzukommen, möchte ich ganz abschließend noch ein Beispiel schildern, das sich so oder so ähnlich vielleicht auch schon einmal in Ihrem Alltag zugetragen hat und an dem sich einfach zeigen lässt, wo jeder von uns mit der persönlichen Gefühlsarbeit beginnen kann.

**»Gefühle sind wie Wellen, die sich ausbreiten.«**

Eine junge Frau hatte einen stressigen Tag an der Uni: Es gab Streit unter den Mitstudenten, ihr Professor kritisierte ihre Arbeit und die Aufgaben, die sie sich vorgenommen hatte, waren auch nur zum Teil erledigt. Sie ist sauer. Als sie nach Hause kommt, spürt ihr Freund, obwohl sie kein Wort sagt, sofort ihre innere Anspannung – und kann sich einen Kommentar nicht verkneifen: »Du hast ja vielleicht wieder eine Laune. Lass die ja nicht an mir aus ...« Seine Freundin versteht erst einmal Bahnhof. Sie hat doch gar nichts gesagt! Die Folge: Sie fühlt sich angegriffen und in ihrer Wut bestätigt. Ja, die Wut steigert sich sogar noch, denn nun hat sie mit ihrem Freund ein weiteres Zielobjekt. Schließlich gibt ein Wort das andere und die Situation eskaliert.

Schauen wir uns genauer an, was in dieser Situation passiert ist, um zu lernen, wo wir in unserem täglichen Leben ansetzen können oder sogar müssen: Die Frau kommt voll innerer Anspannung und Wut nach Hause. Sie selbst ist sich dieser Tatsache womöglich gar nicht wirklich bewusst, sondern übt sich in Verdrängung. Vielleicht versucht sie, einfach an etwas anderes zu denken oder freut sich auf ein Glas Wein. Als sie nach Hause kommt, spürt ihr Freund die Wut in ihr, und dieses Gefühl ist für ihn ebenfalls sehr unangenehm – noch dazu, weil er ja nichts dafür kann, dass seine Freundin wütend ist. Kein Wunder, dass er dieses Gefühl schnell wieder loswerden will – indem er seine Liebste recht deutlich zurückweist. Die Fragen, die sich automatisch stellen: Hilft diese Reaktion seiner Freundin? Und geht es ihm damit tatsächlich besser?

Die Antwort ist in beiden Fällen ernüchternd: sicher nicht! Denn weder die Studentin noch ihr Freund kennen die Gesetzmäßigkeiten der Gefühle, sodass sie auch nicht verstehen, was ihnen da eigentlich passiert. Und wenn das Ganze nicht zum ersten Mal geschieht, ist der Stress bei beiden Beteiligten vermutlich gleichbleibend hoch. Sie sollten dann schleunigst etwas am Umgang mit ihren Gefühlen ändern, ehe sich körperliche Beschwerden bemerkbar machen.

## Es gibt immer eine Alternative

Hätte es Möglichkeiten gegeben, anders und im Sinne beider Beteiligter besser mit der Situation umzugehen? Natürlich!

Jeder von uns kennt diese Momente, in denen wir Wut und Anspannung im Raum spüren und irgendwie darauf reagieren müssen. Wenn so etwas passiert, ist es immer sinnvoll, sich erst einmal für einen Moment nach innen zu orientieren und in sich selbst hineinzuhorchen. In den meisten Fällen wird man dadurch feststellen, dass es einem selbst doch eigentlich gerade gut geht, dass man selbst nicht wütend ist. Genau diesen Schritt aber hat der junge Mann im Beispiel eben unterlassen. Aber weiter: Wenn man erst einmal in sich spürt, wird man durchaus ein komisches Gefühl im Bauch bemerken, das sich bei genauerer Betrachtung auch als Wut erkennen lässt. Beide Fakten – man ist nicht wütend, spürt aber das Gefühl der Wut im Bauch – lassen nur eine Deutung zu: Das Gefühl kann nur von einer anderen Person ausgehen. Und das heißt, man kann es zuordnen und muss es sich nicht zu eigen machen. In unserem Beispiel ist es einfach: Da sich nur zwei Personen im Raum befinden, kann die Wut nur von der jungen Frau ausgehen.

> »Eine Situation lässt sich entschärfen, wenn es gelingt, eigene angenehme Gefühle zu senden, anstatt sich schwierige zu eigen zu machen.«

Eine gute und angemessene Reaktion würde in großer Klarheit bestehen, die sich aus der sicheren Tatsache ergibt, dass die Wut nicht die eigene ist. Mit dieser Klarheit könnte der Mann seine Freundin in ruhigem Ton ansprechen und sie beispielsweise fragen: »Schatz, ich spüre eine große Anspannung. Vermutlich hattest du einen richtig anstrengenden Tag. Magst du vielleicht davon erzählen? Ich höre dir zu.«

Mit solch einer wertschätzenden und ruhigen Ansprache würde sich die Frau verstanden fühlen, würde nicht in die Ecke gedrängt werden und hätte nicht das Gefühl, sich gegen einen vermeintlichen weiteren Angriff wehren zu müssen. Im Gegenteil: Sie erhält die Möglichkeit, sich ihre Erlebnisse und den ganzen Ärger von der Seele zu reden, Dampf abzulassen. Während sie erzählt, bleibt ihr Freund in seiner friedlich-freundlichen

Schwingung angenehmer Gefühle, sodass sein eigener Tag weiterhin gut und schön verläuft – und seine Freundin hat durch sein Verhalten die Möglichkeit, den stressigen Tag zunehmend angenehm und friedlich auslaufen zu lassen.

Worauf ich hinaus will, ist, dass es immer um das bewusste Handeln geht, um den bewussten Umgang mit den Gefühlen. Gefühle haben wir zwar immer, sie sind gewissermaßen unser Autopilot – und eine graue Eminenz namens Unterbewusstsein bedient sich ihrer und trifft, nicht zuletzt mit ihrer Hilfe, 90 Prozent unserer Entscheidungen, ohne dass wir das merken. Die Wahl, die wir haben und die es sich zu treffen lohnt, besteht jedoch in der bewussten Betrachtung unserer Gefühle, um unser Leben nachhaltig zu verbessern.

## Hilfe zur Selbsthilfe

Ich möchte an dieser Stelle nochmals kurz darauf zurückkommen, wie die genannten Vorgehensweisen bei der Gefühlsarbeit von Therapeuten unterstützt werden können.

So mit Gefühlen umzugehen, ist heute noch nicht allgemein üblich, weshalb wir Therapeuten uns intensiv mit dem Konzept der Gefühlsarbeit auseinandergesetzt haben müssen und die angeführten Prozesse auch bei uns selbst kennen sollten. Da es sich um Gesetzmäßigkeiten handelt, wirken sie in uns allen – unabhängig von unserer Stellung. Sie sind im besten Sinne menschlich. Das heißt für den Therapeuten: Wenn er sich auf dieses Konzept einlässt, kann er auch erfolgreicher und sicherer mit seinen eigenen Gefühlen umgehen und damit wiederum zielstrebiger mit den Patienten arbeiten.

Als ich mich entschied, zusätzlich zur Herzmedizin die Gefühlsarbeit in mein berufliches Schaffen zu integrieren, wollte ich ein

Privatdetektiv der Gefühle werden. Zunächst für meine eigenen, was schwierig genug war, dann auch für die anderer. Je tiefer ich ins Thema einstieg, desto mehr staunte ich – und profitierte davon. Plötzlich verstand ich, warum ein Patient chronisch krank geworden war, ständig an Kopf- oder Magenschmerzen litt oder gar eine Depression entwickelt hatte.

Natürlich ist für viele Patienten die direkte Berührung mit den schwierigen Gefühlen erst einmal verunsichernd, auch weil sie merken, wie sehr das an die innere Komfortzone geht. Dementsprechend stufen sie sie zunächst einmal als Bedrohung ein. Irgendwann jedoch wird auch diesen Menschen klar, dass ein »Wasch mich, aber mach mich nicht nass«, wie übrigens immer im Leben, nicht zielführend ist. Und sie erkennen, dass die Arbeit mit ihren schwierigen Gefühlen letztlich die »günstigste« Variante auf dem Weg zu einem erfüllten Leben ist.

Insofern ist es für uns Therapeuten wichtig, klar und nachvollziehbar weiterzugeben, wo die Vorteile der Methode liegen – gerade auch im Vergleich zur Behandlung mit Psychopharmaka. Diese Medikamente bringen natürlich im ersten Moment Linderung, keine Frage. Es gibt auch durchaus Situationen, in denen therapeutisch zunächst eine Gabe zum Beispiel von Antidepressiva angezeigt ist. Dies muss dann im Rahmen einer transparenten Entscheidung geschehen – transparent in der Hinsicht, dass die Medikamente kein Schritt auf dem Weg zur Heilung sind, sondern nur ein akutes Mittel, um etwas Dampf vom Kessel zu nehmen. Psychopharmaka lösen letztlich kein einziges Problem, sondern überbrücken die Zeit, die ein Mensch braucht, um Kraft zu sammeln und sich den Ursachen zu stellen. Denn für wirkliche Heilung ist immer die Auflösung der Ursachen die erste Wahl. Anders lässt sich keine nachhaltige Verbesserung bewirken.

Für mich persönlich ist es immer wieder ein aufregendes Abenteuer, Menschen bei der Entdeckung ihrer Gefühle begleiten zu dürfen. Ich kann dabei nämlich jedes Mal aufs Neue beobachten, welche enormen Veränderungen und Erweiterungen sich mit der Zeit in Richtung eines selbstbestimmten und erfüllten Lebens ergeben.

Bisweilen hilft es natürlich auch, einfach das Umfeld zu ändern, etwa dann, wenn es uns auf Dauer überfordern würde. Doch selbst wenn wir das machen, nehmen wir unser »Bewertungssystem« immer mit. Wir kommen also nicht drum herum, es uns genauer anzuschauen. Und am besten gehen wir diese Aufgabe möglichst nüchtern an, so wie eine einfache Büroaufgabe, und verbinden die Bewertungen mit möglichst wenig Emotionen. Das macht es leichter, auf einen unangenehmen Sachverhalt zu schauen und neue Möglichkeiten zu finden. Je häufiger man das übt, desto leichter wird es.

Sie werden feststellen, dass es sich bei den neuen Möglichkeiten keineswegs um reine Einbildung handelt, sondern um eine jeweils absolut reale Einschätzung der Lage – nur eben aus einer anderen Perspektive. Sagen Sie sich dabei immer wieder, dass Sie selbst es geschafft haben, die Perspektive so zu verändern. All das kommt aus Ihnen selbst heraus und versetzt Sie in die Lage, die Dinge wirklich anders zu betrachten. Sie werden auf diese Weise vom Treibgut auf dem Strom des Lebens zum Kapitän dieses Lebens und sind in der Lage, das Schiff auch durch schwierige Stromschnellen und Stürme zu navigieren.

## Stellen Sie sich Ihren Gefühlen – leben Sie!

In der Praxis wird sich wieder und wieder zeigen, wie sehr chronische Krankheiten und Beschwerden immer auch Folgen schwieriger Gefühle sind. Die Krankheit als Symptom weist den Weg hin zu eingefahrenen und krankmachenden Gefühlsverarbeitungen.

Die Arbeit mit Gefühlen, wie sie in diesem Buch vorgestellt wird, ist ein energiemedizinischer Ansatz, der Gefühlsänderungen messbar darstellt und die vermeintliche Lücke zwischen traditioneller fernöstlicher und westlicher Medizin schließt. Anhand der physikalischen Gesetzmäßigkeiten lassen sich sowohl die Entstehung von Gefühlen als auch die Auswirkung auf chronische Krankheiten vorhersagen. Wir haben damit ganz neue Ansätze für die Prophylaxe und letztlich für die Hinwendung zu einem guten, an angenehmen Gefühlen reichen Leben.

Beachten Sie also die rote Lampe. Beschäftigen Sie sich mit Ihren schwierigen Gefühlen, auch wenn das zunächst keinen Spaß macht. Schaffen Sie sich einen inneren Anstoß, um diesen Weg zu gehen – so wie sich ein Frischluftmuffel vielleicht einen Hund anschafft, weil er weiß, dass Spazierengehen seiner Gesundheit guttut, er sich sonst aber nur schwer dazu aufraffen kann. Was könnte Ihre Motivation sein, die schwierigen Gefühle genauer zu beobachten und sie zu verwandeln?

Noch ein letzter kleiner Anstoß nötig? Dann rufen Sie sich ins Gedächtnis, wohin die Vermeidung unangenehmer und schwieriger Gefühle im Grunde führt: zur Vermeidung des Lebens selbst, weil man sich in der Hoffnung, auf diese Weise weniger Schmerzen zu haben, gefühlstot stellt. Frei nach dem Motto: Wer schon tot ist, muss vor dem Sterben keine Angst mehr haben.

Wir müssen endlich verstehen, dass unsere Gefühle uns nicht das Leben vermiesen, sondern es uns erleichtern wollen. Und genau das schaffen sie auch, wenn wir uns auf sie einlassen und uns für Veränderungen öffnen. In diesem Sinne sollten wir gerade auch unsere schwierigen Gefühle nicht verdrängen, sondern als Botschafter einer besseren Zukunft willkommen heißen.

»Unsere Gefühle öffnen uns die Tür zu einem erfüllteren und gesünderen Leben.«

# Gefühlstagebuch

Ein Gefühlstagebuch unterstützt Sie, Ihre Gefühle – vor allem die schwierigen – bewusster wahrzunehmen und schult Ihre Achtsamkeit. Das ist der erste Schritt aus der Verdrängung und gleichzeitig wachsen damit auch Ihre Erfahrungen, sodass Sie Ihre Gefühle in Zukunft besser einordnen können.

Machen Sie es sich zum Beispiel zur Angewohnheit, jeden Abend einen persönlichen Tagesrückblick vorzunehmen und so den bewussten Umgang mit Ihren Gefühlen zu pflegen.

Schreiben Sie Ihre Wahrnehmungen am besten in ein eigenes Notiz- oder Tagebuch. Das Wichtigste ist, dass Sie ehrlich zu sich selbst sind.

Ich wünsche Ihnen viel Erfolg bei der Entdeckungsreise in das Reich Ihrer Gefühle!

Datum: ..............................................................

Was habe ich heute gefühlt?

..............................................................................................................................

..............................................................................................................................

Habe ich heute schwierige Gefühle wahrgenommen?

..............................................................................................................................

..............................................................................................................................

Wenn ja, würde ich in einer vergleichbaren Situation irgendetwas anders machen?

..............................................................................................................................

..............................................................................................................................

Wenn ich etwas anders machen würde, sollte ich mich bei jemandem entschuldigen?

..............................................................................................................................

..............................................................................................................................

Wenn ich nichts anders machen würde: Wie kann ich Abstand schaffen und gut für mich sorgen?

..............................................................................................................................

..............................................................................................................................

## Übersicht der Gefühle und Übungen



## Informationen zu weiterführenden Seminaren und Literatur finden Sie unter:

**www.gesunde-gefühle.de:** Auf der Internetseite des Buches finden Sie die Termine für weiterführende Seminare und Ausbildungen und erfahren von neuen Entwicklungen zum Thema.

**www.zeums.de:** Die Internetseite des Zentrums für Energie- und Umweltmedizin Sachsen ist der Kontaktpunkt, wo medizinische und gesundheitliche Fragen im Zusammenhang mit Gefühlen individuell untersucht werden können.

**www.zsverlag.de/buecher/gesundheit-ist-auch-gefuehlssache:** Hier können Sie eine Liste mit weiterführender Literatur downloaden.

# Danksagung

Neben meinem Beruf als Arzt ein Buch zu schreiben, bedeutet auch, mich an anderer Stelle dem Leben zu entziehen.
Ich bin unendlich dankbar, dass meine liebe Frau Maria und mein Vater mich immer wieder ermutigten, an diesem Thema dranzubleiben.

Weiterhin danke ich

- meinen Patienten – sie zeigten mir, dass etwas fehlt in der Medizin.

- meinen Lehrern – sie ließen mich unzufrieden zurück und nötigten mich, nach fehlenden Mosaiksteinen einer lebensunterstützenden Medizin zu suchen.

- Anouk Claes und Jakob Bösch – sie zeigten mir, was es mit den Gefühlen auf sich hat.

- der Musik – sie vermag auszudrücken, wonach wir uns sehnen.

- den begeisterungsfähigen Lehrenden und Studierenden der Ernst-Abbe-Hochschule Jena – sie erprobten und gestalteten zusammen mit der AOK PLUS (Sachsen/Thüringen) die Eingliederung der Gefühlsarbeit und Achtsamkeit in ihren Arbeitsalltag.

- dem Land Thüringen – es unterstützt diese Arbeit und macht sie allen Hochschulen Thüringens sowie inzwischen auch bundesweit zugänglich.

- meinem Co-Autor Carsten Tergast und dem ZS-Verlag – sie unterstützten mich mit großem Engagement auf diesem neuen Weg, Gefühlen eine Stimme zu geben.

# Impressum

4. Auflage 2026

ISBN 978-3-89883-949-5
Redaktionsanschrift:
ZS, Edel Verlagsgruppe GmbH
Kaiserstraße 14 b, 80801 München
www.zsverlag.de/kontakt
www.edelverlagsgruppe.de/kontakt

Projektleitung: Kathrin Ullerich
Text und redaktionelle Mitarbeit: Carsten Tergast
Lektorat: Sylvie Hinderberger
Umschlaggestaltung: Network! Werbeagentur, München
Coverabbildung: Getty Images
Satz: Christopher Hammond
Illustrationen: ZERO Werbeagentur, München
Herstellung: Frank Jansen
Producing: Jan Russok
Druck & Bindung: GGP Media GmbH, Pößneck



**Wichtiger Hinweis**
Die Ratschläge in diesem Buch wurden mit größter Sorgfalt von Autor und Verlag erarbeitet und geprüft. Eine Garantie kann jedoch nicht übernommen werden. Ebenso ist eine Haftung des Autors bzw. des Verlags und seiner Beauftragten für Personen-, Sach- oder Vermögensschäden ausgeschlossen. Erkrankungen mit ernstem Hintergrund gehören in ärztliche Behandlung! Bei bereits bestehenden Beschwerden kann das Buch daher keinen fachärztlichen Rat ersetzen.